LES BIENFAITS

DES LÉGUMES, FRUITS ET CÉRÉALES

LES BIENFAITS DES LÉGUMES, FRUITS ET CÉRÉALES

Denis LAMBOLEY

Photographies :
Stéphane Leduc : pp. 10, 21, 24-25, 28, 30, 38, 43, 45, 51, 53, 60-61, 62, 68, 71, 72, 74-75, 76, 81, 86, 87, 91, 92-93, 95, 97, 101, 105, 113, 119, 121, 123.
Jean Verscheure : p. 77.
Hachette pratique : pp. 15, 16, 20, 26, 34, 40, 41, 55, 57, 58, 64, 65, 66, 79, 114.
Goodshoot® : pp.14, 23, 35, 37, 48, 50, 52, 56, 59, 78, 82, 88, 99, 102, 107, 108-109, 111, 117.
Aprifel : pp. 13, 18, 32, 46, 118.
p. 36 : création : Arielle Rosin - photo : Henri Yeru - Aprifel.
p. 67 : création : Arielle Rosin - photo : Henri Yeru - Aprifel - shopping : Kitchen Bazaar-Habitat.
p. 85 : stylisme : Arielle Rosin - photo : Henri Yeru - Aprifel - shopping : Porcelaine blanche.

Maquette : Rampazzo
Réalisation : Marabout

SOMMAIRE

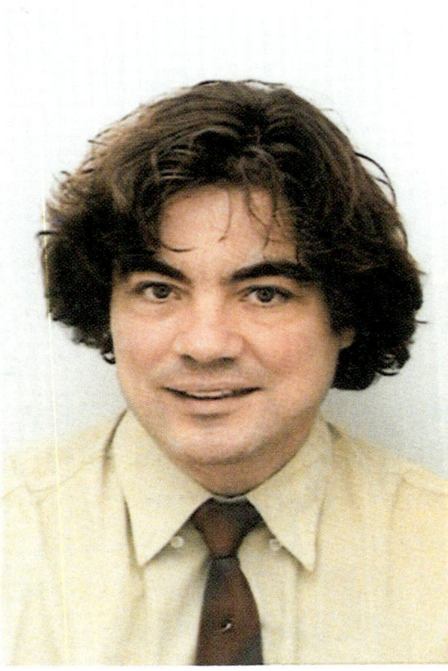

Denis Lamboley est docteur en médecine, spécialiste des médecines énergétiques et naturelles, auteur chez Marabout de : «QI Gong facile», « Bien respirer pour bien vivre», «Plantes et huiles essentielles mode d'emploi», «Dopants naturels et cockails de la forme».

PRÉFACE

Tandis que les deux tiers des habitants de la planète souffrent de famine et de malnutrition, le reste de la population mondiale souffre lui de surabondance alimentaire et des problèmes que cela engendre.

Cette surconsommation n'est cependant pas un signe objectif de santé publique. Certes, dans les pays industrialisés, l'hygiène et l'alimentation ont permis de prolonger la durée de la vie et d'endiguer la mortalité infantile, mais d'autres préoccupations ont vu le jour.

Nous sommes aujourd'hui confrontés à de nombreuses maladies qui sont en rapport avec notre mode de vie alimentaire. Ce sont les accidents cardio-vasculaires, les cancers, le diabète, l'hypertension artérielle, l'infarctus, l'artériosclérose, la cirrhose qui représentent la majorité des pathologies de nos sociétés modernes.

Notre consommation est de plus en plus liée à l'industrie agro-alimentaire qui nous propose sans cesse de nouveaux produits, majoritairement gras et sucrés, élaborés dans le but de flatter notre goût. Pressés, nous n'avons plus le temps qu'avaient nos grand-mères pour cuisiner de longues heures et donnons de plus en plus la préférence aux produits déjà tout préparés.

Ces contraintes nous ont conduits peu à peu à modifier nos comportements alimentaires. Progressivement, la part faite au pain, aux fruits et aux céréales a diminué dans nos assiettes pour laisser place aux viandes, sucreries, charcuteries, hamburgers très nuisibles à la santé, dès lors qu'ils sont consommés en excès.

Les légumes, fruits et céréales sont pourtant nécessaires au maintien de notre capital santé. Ils sont dotés de propriétés nutritionnelles curatives pour un grand nombre d'affections et nous apportent les vitamines, sels minéraux, oligo-éléments que le corps ne peut fabriquer.

Les études scientifiques montrent que les éléments nutritifs qu'ils renferment jouent un rôle non négligeable dans la prévention de certaines maladies comme les cancers, les troubles cardio-vasculaires, la régulation du taux de cholestérol...

Le mot d'ordre de la diététique moderne n'est pas de prôner l'arrêt de la consommation des viandes et des laitages, parfaitement utiles, mais de rétablir le juste équilibre entre les différents groupes d'aliments pour le bien de notre santé.

Aussi, consommons moins - nous mangeons souvent plus qu'il n'en faut - et consommons mieux, de meilleure qualité et en juste quantité.

AVANT-PROPOS

Cet ouvrage vous propose des informations pratiques sur les bienfaits des fruits, légumes et céréales.

- Vous y trouverez, en première partie, un inventaire des principaux aliments avec leurs valeurs nutritives et curatives.

Cela pourra vous aider dans le choix d'un produit et vous permettre de comprendre en quoi il est bénéfique pour votre santé, tant sur le plan curatif que préventif.

- Une deuxième partie, plus thérapeutique, fait l'inventaire des maladies et maux courants, ainsi que des traitements possibles en rapport avec l'alimentation. Celle-ci sera étudiée selon les différentes fonctions des principaux appareils de l'organisme.

Mise en garde

S'il est prouvé que l'alimentation joue un rôle important dans l'aide au traitement et dans la prévention d'un grand nombre de maladies, elle ne reste cependant qu'un appoint face aux traitements modernes proposés. Pour tout problème médical, sévère ou qui s'installe dans le temps, consultez votre médecin qui en fera le diagnostic, ordonnera les examens complémentaires et vous prescrira un traitement.

Toutefois, grâce à un régime alimentaire approprié, de nombreux patients ont retrouvé un état de santé qui leur faisait défaut, simplement en privilégiant les fruits, les légumes et les céréales et en proscrivant les graisses et alcools.

Les végétaliens qui ne consomment aucun produit d'origine animale, viandes, œufs, poissons, laitages et qui se nourrissent exclusivement de légumes, fruits et céréales veilleront à éviter certaines carences qui peuvent survenir avec ce type de régime. Il est alors nécessaire, notamment pour conserver un apport suffisant en protéines, d'équilibrer et de varier parfaitement les menus quotidiens en fruits, légumes et céréales. Surveillez en particulier les menus des enfants qui, en pleine croissance, ont besoin de beaucoup de protéines plus aisément trouvées et assimilées dans les produits non végétaux, comme les viandes ou les laitages.

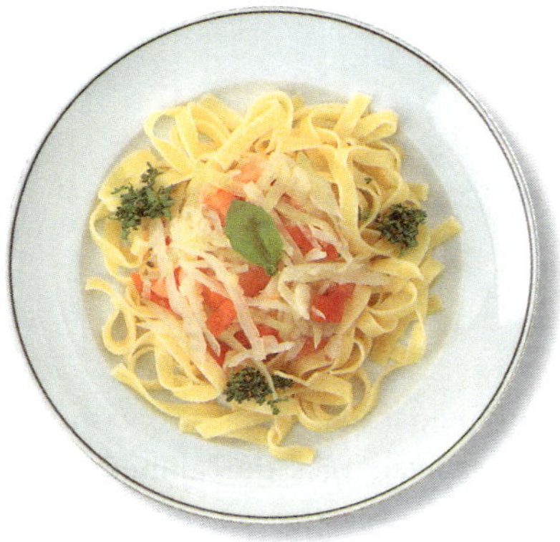
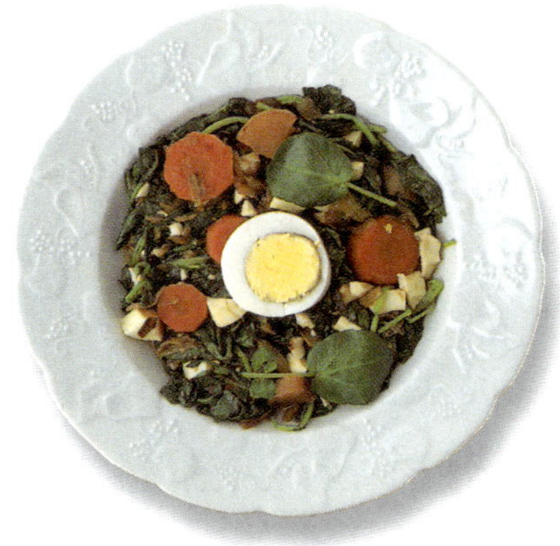
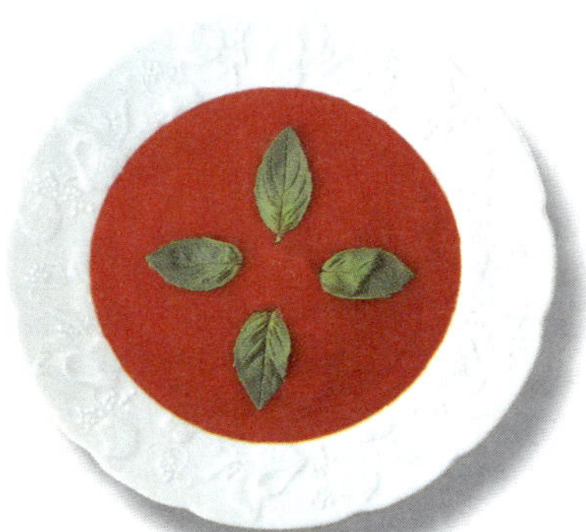
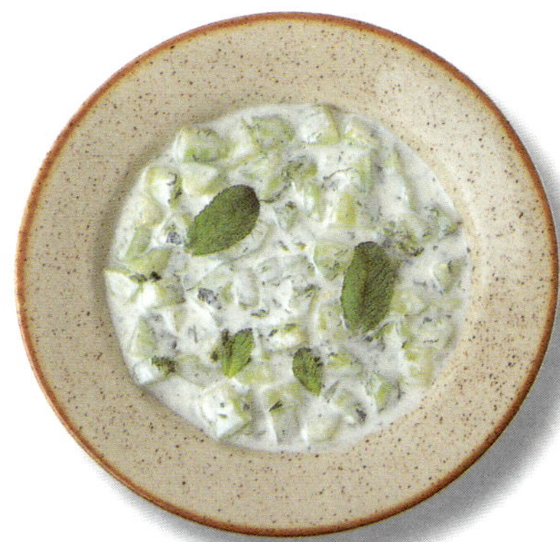
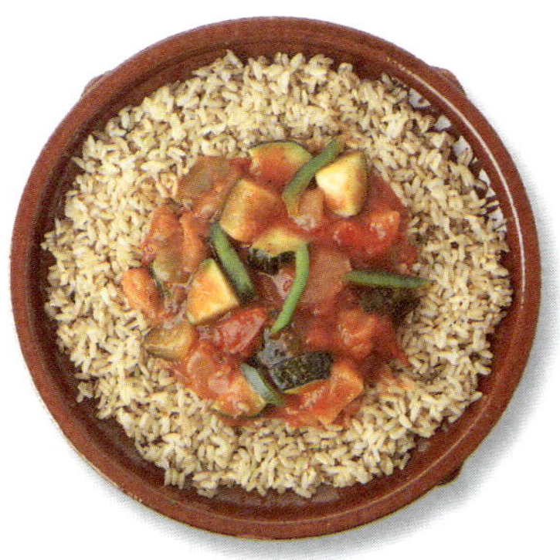
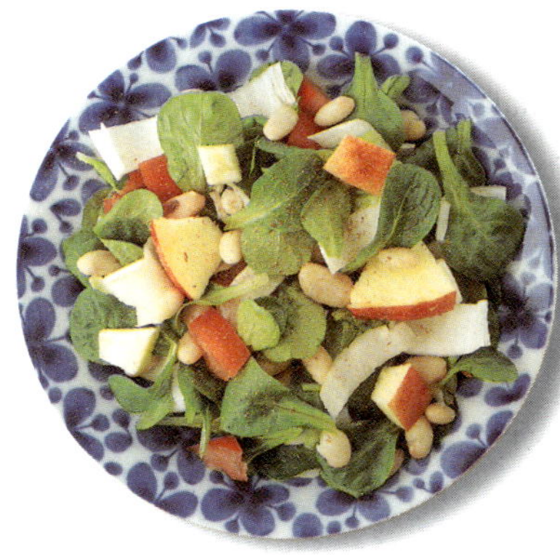

LA SANTÉ EST DANS NOTRE ASSIETTE

Ce que nous mangeons est le reflet de notre culture, de notre personnalité, de notre environnement, mais les choix alimentaires ont aussi leur importance sur l'état de notre santé. Un juste équilibre dans le choix de nos aliments ainsi que dans leurs proportions est sans doute l'un des meilleurs moyens pour se protéger de nombreuses maladies.

La diététique, première des médecines douces

Il est reconnu que se nourrir sainement est sans doute le meilleur moyen de prévenir un grand nombre de maladies.

Pour être en bonne forme tant physique qu'intellectuelle et conserver notre capital santé, il est indispensable de retrouver dans notre assiette tous les éléments dont le corps a besoin : glucides, lipides, protides, mais aussi vitamines, sels minéraux et oligo-éléments. L'ensemble de ces nutriments doit être consommé avec variété, sans excès ni carence.

Equilibre difficile, car dans notre société industrielle, l'alimentation tend à se standardiser selon des critères privilégiant souvent l'économie à la santé publique. Les avantages de l'alimentation moderne sont nombreux : on peut citer la rapidité de préparation, la propreté, la qualité du transport et du maintien de la chaîne du froid, mais ces techniques ont aussi leurs inconvénients, comme la perte des vitamines et sels minéraux due aux moyens de conservation, la mise sur le marché d'aliments trop riches en graisses, la présence d'additifs chimiques... Pour se nourrir sainement, il faut donc veiller non seulement aux choix de ces différents produits de consommation courante mais aussi lire avec attention sur les différents emballages ce qu'ils renferment exactement.

Il est prouvé qu'à la longue, toute alimentation déséquilibrée entraîne des problèmes de santé et des maladies dont certaines peuvent être parfois très graves, comme le cancer, les problèmes cardio-vasculaires, digestifs, rénaux...

A l'inverse, une alimentation saine et variée joue un rôle préventif dans un grand nombre de pathologies. On pourrait même parler dans certains cas d'«aliments-santé» ou d'«aliments-médicaments», tant leur rôle préventif et curatif est important.

Quelques règles de base à observer :

PREMIÈRE RÈGLE : MANGEZ VARIÉ.

C'est sans doute le meilleur moyen et le plus simple de se préserver de toute forme de carence.

DEUXIÈME RÈGLE : MANGEZ MODÉRÉMENT.

L'apport énergétique doit être suffisant, mais sans excès. Trop manger peut être aussi nuisible pour la santé que de manger insuffisamment. La quantité de nourriture et nos besoins énergétiques dépendent de l'âge, du sexe et de notre activité. Elle n'est pas la même pour tout le monde.

TROISIÈME RÈGLE : ÉQUILIBREZ VOS REPAS.

Selon diverses études, la meilleure façon de répartir l'ensemble des calories quotidiennes est la suivante :

- 65% de glucides (composés de tous les sucres rapides et des sucres lents)
- 20% de lipides
- 15% de protéines (retrouvées dans les viandes, poissons, œufs et certains végétaux).

Les glucides

Rééquilibrez la consommation de glucides.

Si, en moyenne, nous consommons un peu moins de glucides qu'il y a un siècle, c'est surtout leur répartition qui a changé : pain, pommes de terre et légumes secs n'ont cessé de baisser au profit des sucres rapides trouvés dans les sodas, bonbons, pâtisseries...

Le premier groupe, appelé encore sucres lents, a pour avantage de régulariser progressivement le taux du sucre dans le sang et d'éviter les risques d'hypoglycémie. Il apporte également vitamines, sels minéraux, oligo-éléments, fibres, indispensables à l'organisme.

Ne pas consommer suffisamment de glucides conduit l'organisme à rechercher ses calories ailleurs, en particulier dans les lipides. A l'inverse, consommer trop de glucides, c'est s'exposer à prendre du poids, car les sucres en excès sont stockés sous forme de graisses de réserve.

Les lipides

Ce sont nos plus gros fournisseurs d'énergie mais à consommer avec modération. Il faut également savoir choisir les «bonnes graisses».

L'organisme utilise les graisses sous-cutanées comme réserve énergétique, mais ce n'est pas leur unique rôle, elles servent aussi comme matière première indispensable pour la fabrication de nos cellules, comme isolant thermique et transporteur de certaines vitamines (A, D, E) dites liposolubles.

Leur source alimentaire vient essentiellement des huiles et corps gras utilisés pour la cuisine et des lipides contenus dans certains aliments.

Manger trop gras est nuisible pour la santé et peut engendrer des risques cardio-vasculaires, d'hypercholestérolémie et de surpoids.

D'une manière générale, préférez le beurre et les corps gras crus, la margarine au tournesol, pour préparer tartines et plats. Les huiles de cuisine, tournesol et maïs non cuites, les huiles végétales pressées à froid, l'huile d'olive.

Evitez les fritures, la végétaline, le lard, les charcuteries, les graisses animales, les pâtisseries, les chips qui apportent de nombreuses graisses dites saturées susceptibles d'augmenter le taux du cholestérol sanguin.

Les besoins caloriques quotidiens

A titre indicatif, voici quelques chiffres sur les moyennes de nos besoins caloriques quotidiens.

Enfants :	de 1 à 3 ans	1350 calories
	de 4 à 6 ans	de 1350 à 1850 calories
	de 7 à 9 ans	de 1850 à 2200 calories
Adolescents	garçons :	
	de 10 à 12 ans	2600 calories
	de 13 à 15 ans	2600 à 2900 calories
	de 16 à 19 ans	2900 à 3000 calories
	filles :	
	de 10 à 12 ans	2300 calories
	de 13 à 15 ans	2300 à 2500 calories
	de 16 à 19 ans	2500 à 2700 calories
Hommes	sédentaires	2000 à 2500 calories
	sportifs	2700 à 3500 calories
Femmes	sédentaires	1800 à 2000 calories
	enceintes	2000 à 3000 calories
	allaitant	2500 à 3000 calories

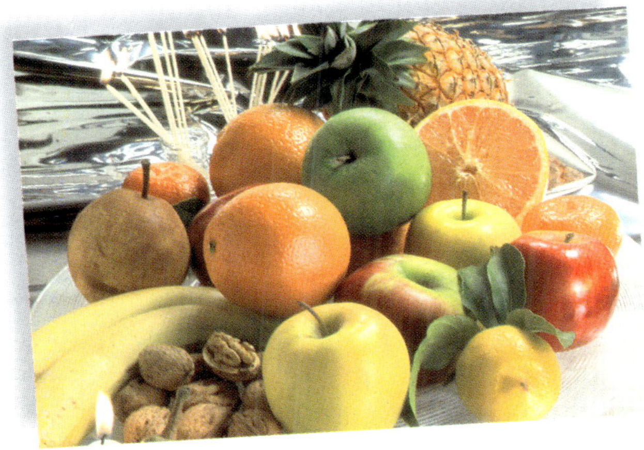

LA NATURE NOUS OFFRE, GRÂCE AUX FRUITS ET LÉGUMES, TOUS LES APPORTS EN VITAMINES, SELS MINÉRAUX ET OLIGO-ÉLÉMENTS DONT NOTRE ORGANISME A BESOIN.

Les protéines

Les protides ou protéines ont un rôle énergétique secondaire mais elles sont indispensables à l'organisme.

Elles représentent en effet le constituant essentiel et nécessaire à la fabrication de nos cellules. Elles entrent en jeu également dans la fabrication de certaines hormones, anticorps, enzymes utiles à notre immunité. Nos besoins en protéines varient selon l'âge, l'activité et la période de la vie notamment en périodes de croissance, de grossesse, d'allaitement ou de cicatrisation où l'organisme en consomme davantage.

Pour la plupart des gens, consommer des protéines signifie manger de la viande. Pourtant ce n'est ni le seul ni le meilleur moyen d'en constituer nos apports. On trouve les protéines dans le lait, les œufs, les poissons, les céréales, les légumineuses, les oléagineux.

Très souvent la ration de viande, ou de son équivalent, qui nous est nécessaire quotidiennement est beaucoup moins importante que ce qu'on imagine.

- 100 à 150 grammes par jour suffisent pour un adulte (en fonction de son activité).
- 50 grammes de viande trouvent leur équivalent dans 50 grammes de poisson, un œuf, 0,25 litre de lait, deux yaourts, 50 grammes de fromage frais, 30 grammes de comté.

Les personnes qui suivent un régime végétalien ne comprenant aucun produit d'origine animale devront veiller à couvrir leurs besoins en protides par des produits végétaux sélectionnés et en quantité suffisante. Le risque majeur de ce type d'alimentation est un déficit en acides aminés essentiels que seule une bonne combinaison alimentaire permettra d'éviter.

Privilégiez les poissons, viandes maigres, œufs par rapport aux viandes rouges et abats.

Pour les produits laitiers, préférez le lait entier et demi-écrémé, le yaourt nature, fromage blanc, fromage frais aux yaourts aromatisés, fromages à pâte, aux desserts lactés, glaces et crèmes glacées.

Privilégiez les légumes, fruits et céréales

Dans nos habitudes alimentaires, la part des fruits, légumes et céréales n'a fait que baisser tout au long de ces dernières années bien que les études scientifiques démontrent leur rôle essentiel dans la prévention de nombreuses maladies et leur nécessité pour couvrir nos besoins en vitamines, sels minéraux et oligo-éléments, autant d'éléments non synthétisés par l'organisme.

Par ailleurs, les légumes, fruits et céréales sont la source principale de notre apport en fibres. Celles-ci ont pour avantage de faciliter le transit intestinal, de prévenir la constipation et d'aider à la prévention de certaines maladies comme le cancer des intestins tout en contribuant à abaisser le taux du cholestérol sanguin.

QUELQUES RÈGLES SIMPLES :

- Consommez à chaque repas une crudité, un fruit et une ou deux portions de légumes.
- Quatre à cinq portions par jour de pain, complet si possible, ou assimilé.
- Des céréales au petit déjeuner.
- Consommez quotidiennement riz, pâtes, pommes de terre ou semoule.
- Privilégiez les légumes et fruits frais, de saison, la cuisson vapeur, les céréales complètes, les pâtes fraîches.
- Evitez les fruits en conserve, les légumes sautés et fruits cuits ou surgelés, le pain blanc, les frites, les pâtisseries, les riz et semoules en entremets...

Les boissons

Le besoin d'eau représente le besoin nutritionnel le plus important de l'organisme. On peut rester plusieurs jours sans nourriture, mais pas sans eau. Nous devons boire 1 à 1,5 litre d'eau par jour, tout au long de la journée, et 2 litres minimum en cas d'effort physique important ou lors d'un séjour à température élevée.

Préférez l'eau minérale et de source plus riche en sels minéraux et oligo-éléments.

Les eaux gazeuses sont quelquefois difficiles à digérer pour certaines personnes sensibles des intestins.

Attention aux jus de fruits et sodas pour leur richesse en sucres. Consommez-les modérément.

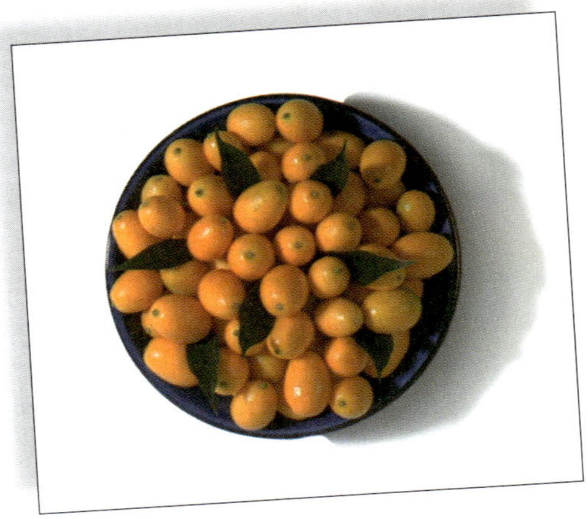

PROFITEZ DES AGRUMES POUR PRÉPARER DE DÉLICIEUSES BOISSONS RAFRAÎCHISSANTES.

L'alcool

Les boissons alcoolisées ne doivent pas être considérées au même titre que les autres boissons. Leur apport nutritionnel et calorique est loin de couvrir nos besoins énergétiques. La consommation excessive d'alcool est nuisible à notre santé et peut conduire à diverses maladies comme l'artériosclérose, la cirrhose, le cancer, des problèmes psychomoteurs...

LE VIN EST-IL BON POUR LA SANTÉ ?

Les nutritionnistes conseillent de consommer du vin en quantité modérée, pas plus de un à deux verres par jour. Préférez des vins de qualité, au cépage connu, à un vin de table composé de mélanges d'origines diverses. Le pigment et le tanin du vin auraient un effet bénéfique sur la santé, notamment dans la protection des vaisseaux et comme anti-inflammatoire et antioxydant.

Guide des vitamines

Vitamines	Principales sources alimentaires
B1	Céréales complètes - viandes - légumes secs germes de blé - légumes verts - foie - fruits secs pain - lait - jambon cru
B2	Levure de bière - lait - fromage - viandes - poissons germes de blé - légumes verts - fruits - brocolis - épinards
B3 ou PP	Céréales - viandes - poissons - foie - produits laitiers fruits secs - thon - volailles - porc - légumes secs
B6	Céréales - germes de blé - légumes - viandes - foie bananes - légumineuses - pommes de terre - riz
B12	Fromages - laitages - viandes - poissons - fruits de mer asperges - épinards - germes de blé - œufs pommes de terre
B9	Légumes à feuilles - fromages - foie bananes - abats - œufs - tomates - céréales
B5	Céréales - germes de blé - légumes - œufs - foie levure de bière - avocats - cacahuètes - champignons
B8	Légumes - œufs - fruits - viandes - poissons - abats blé - flocons d'avoine - fruits secs - laitages
C	Agrumes - fruits acides - choux - tomates - légumes pommes de terre - châtaignes - mâche - raisin - persil poivrons - kiwis - fruits rouges - fenouil - cresson - papaye
A & Bêta-carotène	Abricots - tomates- carottes - petits pois - épinards brocolis - cresson - potirons - salades - melons prunes - mangues - pêches - pastèques lait - laitages - œufs - beurre - foie - huile de foie de poisson
D	Huile de foie de morue - jaune d'œufs - lait - beurre (exposition de la peau au soleil et à la lumière) brocolis - salades - sardines - poissons gras
E	Germes de céréales - huiles et margarines végétales avocats - choux - foie - maïs - noisettes et amandes œufs - tomates
K	Légumes à feuilles vertes - foie - laitages - œufs - poissons gras - huiles végétales

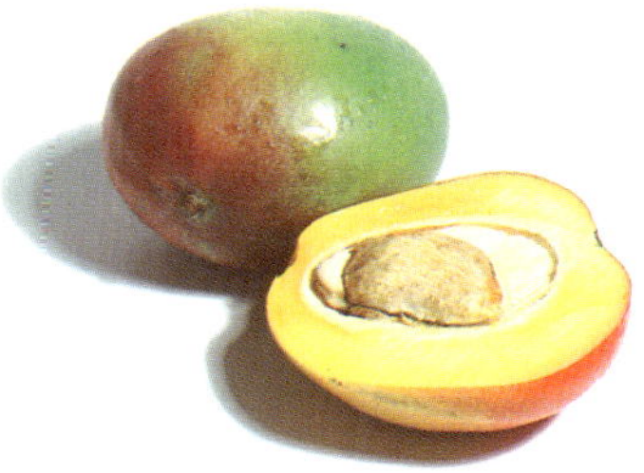

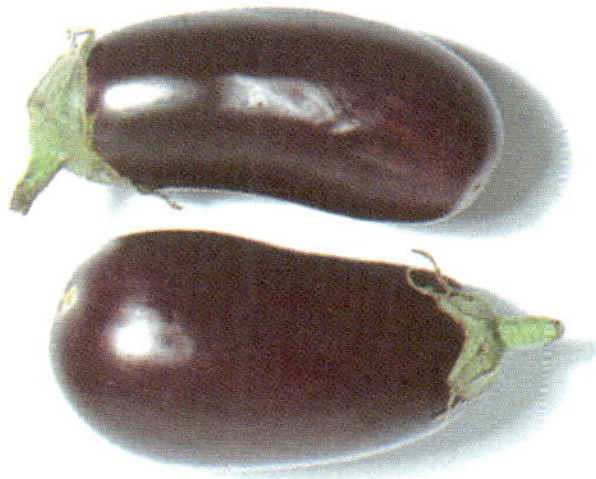

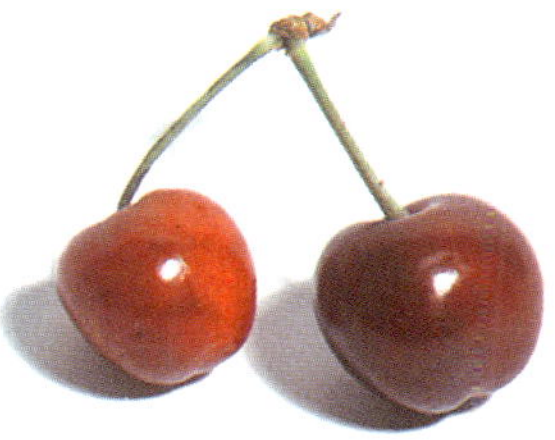

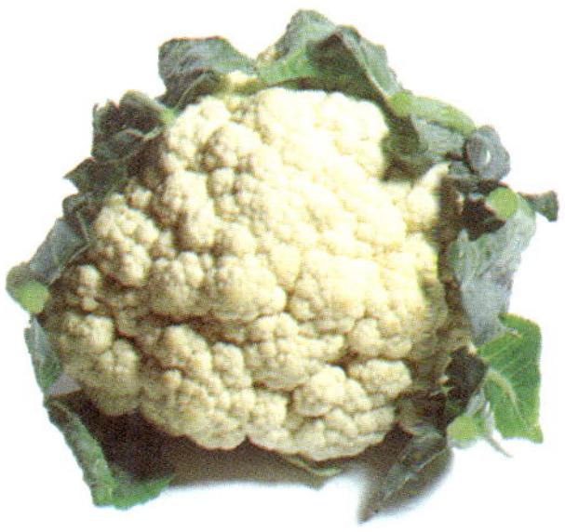

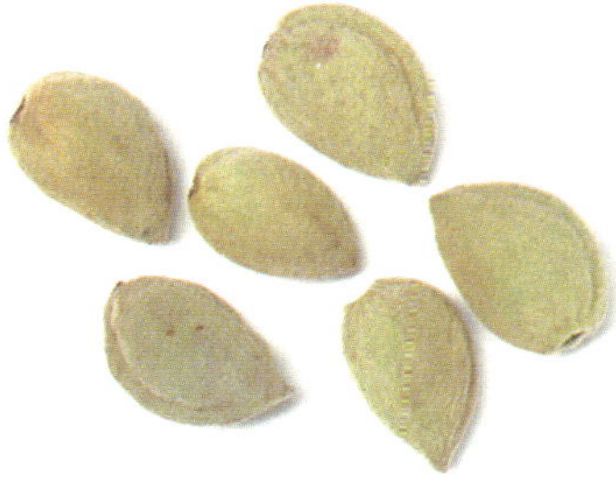

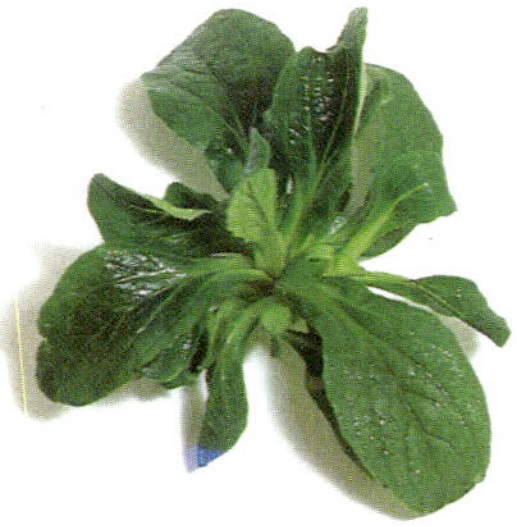

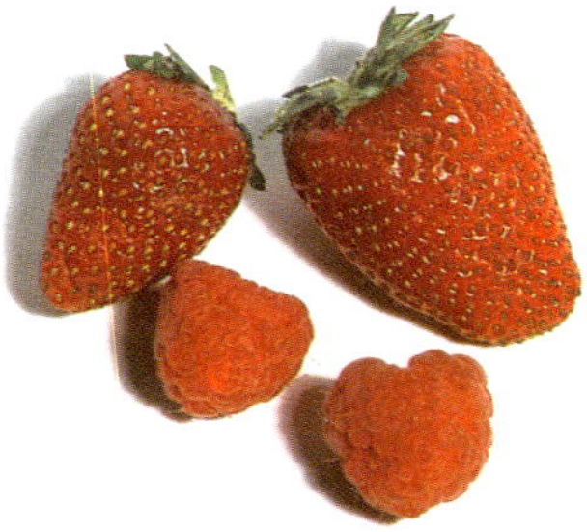

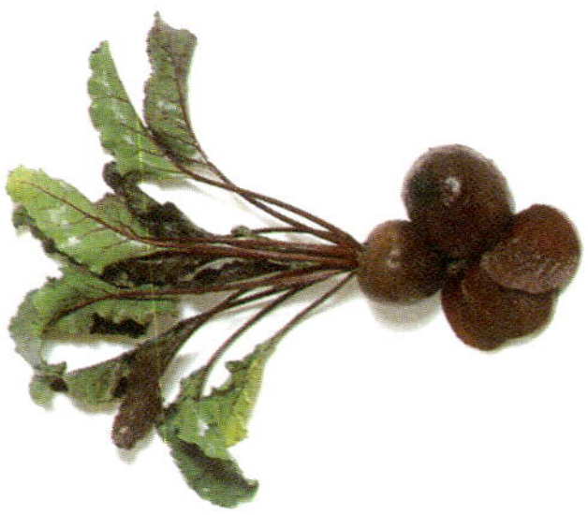

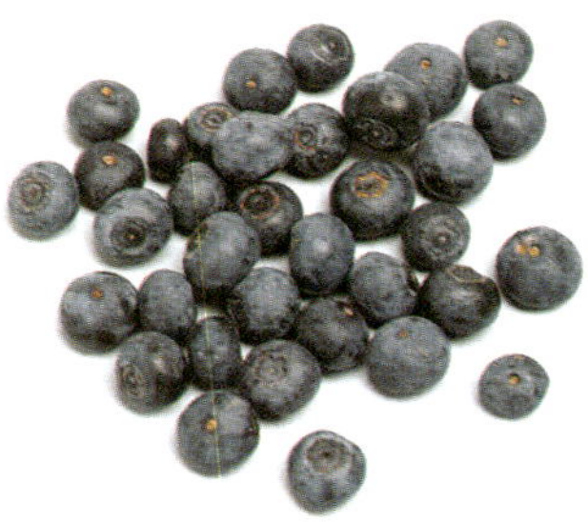

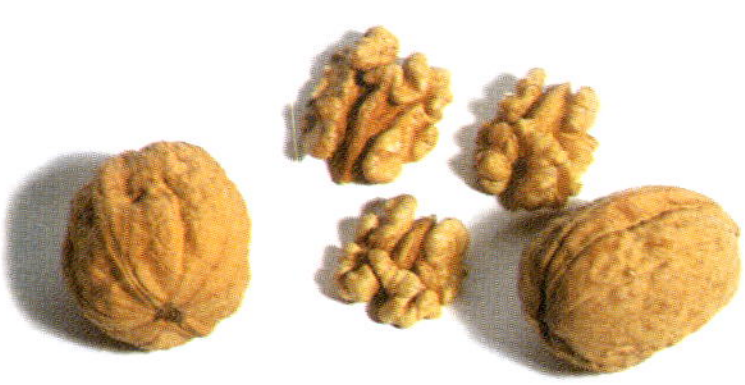

Guide des oligo-éléments

Oligo-élément	Principales sources alimentaires
Calcium	Lait - fromages - laitages - brocolis - céréales choux - fruits de mer - légumineuses - oléagineux pain complet - poissons gras - pois chiches - riz complet soja - saumon - sardines - tofu - yaourts
Phosphore	Viandes - poissons - céréales fruits secs - œufs - laitages
Magnésium	Fruits secs - chocolat - légumes secs céréales - amandes - brocolis - citrons - figues eau minérale - maïs - oranges - pamplemousses poissons - pommes - fruits de mer
Fer	Légumes secs - viandes - foie œufs - poissons - boudin noir - épinards - lentilles persil - son de blé
Potassium	Légumes - fruits secs et frais céréales - lait - laitages - abricots - bananes - tomates pommes de terre - volailles
Sodium	Sel - fruits de mer - charcuteries pain - fromages
Iode	Sel iodé - fruits de mer - poissons - radis oignons - ananas - algues - navets
Fluor	Eau minérale - sel fluoré
Zinc	Poissons - fruits de mer viandes - volailles - bananes - céréales complètes levure de bière - germes de blé - oléagineux
Cuivre	Foie - fruits de mer - cacao œufs de poisson - abats - céréales - noix - prunes
Manganèse	Céréales - noix
Sélénium	Abats - ail - germes de blé - œufs - levure de bière viandes - choux - céréales

Les commandements de l'alimentation santé

1. MANGEZ MODÉRÉMENT :

La vie courante dans nos sociétés industrialisées nécessite un apport calorique moins important qu'il y a un siècle, du fait de la baisse de l'activité physique, des transports, du chauffage... Il faut donc adapter votre alimentation à vos besoins réels.

2. SURVEILLEZ RÉGULIÈREMENT VOTRE POIDS :

Evitez les excès et grignotages.

3. FRACTIONNEZ LES REPAS :

Il est préférable de consommer la même quantité de nourriture, sous forme de quatre à cinq repas légers, plutôt qu'un ou deux repas copieux.

4. NE NÉGLIGEZ PAS LE PETIT DÉJEUNER :

Il est le premier repas de la journée ; son apport calorique est essentiel pour éviter les «coups de pompe» qui surviennent en fin de matinée.

5. VARIEZ LES ALIMENTS :

Mangez de tout mais en quantité modérée tout en privilégiant les fruits, légumes et céréales. Veillez au choix des produits frais.

6. ATTENTION AUX GRAISSES :

Viandes, charcuteries, fromages, beurre, chips, frites, apportent à notre insu une quantité très importante de graisses qui sont stockées sous forme de réserves dans le corps. Elles peuvent être responsables d'un taux de cholestérol trop élevé dans le sang. Privilégiez les viandes maigres et le poisson. Consommez moins de corps gras et augmentez parallèlement votre ration de fruits, légumes, céréales pour obtenir un meilleur équilibre alimentaire.

Alimentation pour un adulte

Exemple d'alimentation quotidienne équilibrée pour un adulte.

Homme à activité moyenne :

- Légumes :	300 g
- Fruits frais :	250 g
- Légumes (amidon) :	300 g
- Pain :	300 g
- Sucres et équivalents :	60 g
- Viandes :	150 g
- Fromage :	30 à 60 g
- Lait :	0,3 l
- Œufs :	0 à 2 (maximum)
- Beurre :	15 g
- Huile ou margarine :	30 g

Total : 2700 calories environ

Femme à activité moyenne

- Légumes :	200 à 300 g
- Fruits frais :	250 g
- Légumes (amidon) :	200 à 300 g
- Pain :	200 g
- Sucres et équivalents :	40 g
- Viandes :	130 g
- Fromage :	30 à 40 g
- Lait :	0,3 l
- Œufs :	0 à 2 (maximum)
- Beurre :	15 g
- Huile ou margarine :	20 g

Total : 2000 calories environ

7. ATTENTION AUX SUCRES :

Comme pour les graisses, notre alimentation est souvent trop riche en sucres, notamment les sucres cachés des sodas, bonbons, pâtisseries, glaces. Privilégiez les sucres lents des céréales, pâtes, pommes de terre en consommation modérée.

8. ATTENTION AU SEL :

Evitez les alimentations trop salées, comme les cacahuètes, amuse-gueule d'apéritifs, et ne resalez pas à table. L'excès de sel peut notamment augmenter les risques de maladies cardio-vasculaires.

9. CONSOMMEZ DES FIBRES :

Les fibres des fruits, des légumes et des céréales facilitent le transit intestinal, aident à la prévention de certaines maladies digestives comme le cancer et normalisent le taux du cholestérol sanguin.

10. AUGMENTEZ LA RATION QUOTIDIENNE DE LÉGUMES ET DE FRUITS :

Les légumes sont les parents pauvres de notre assiette ; aussi, pour conserver votre capital santé, mangez à volonté des fruits et légumes frais, crus ou cuits à la vapeur, ou à l'eau.

11. EVITEZ LES SAUCES TROP GRASSES POUR VOS PRÉPARATIONS CULINAIRES.

12. BOIRE BEAUCOUP :

1,5 litre d'eau minimum par jour que vous augmenterez selon vos activités et le climat. Evitez l'alcool, sodas, excitants nuisibles à la longue pour la santé. Mais deux ou trois verres d'un bon vin par jour sont recommandés pour ses qualités nutritionnelles.

13. CONSOMMEZ TOUS LES JOURS DU PAIN COMPLET OU DES AMIDONS.

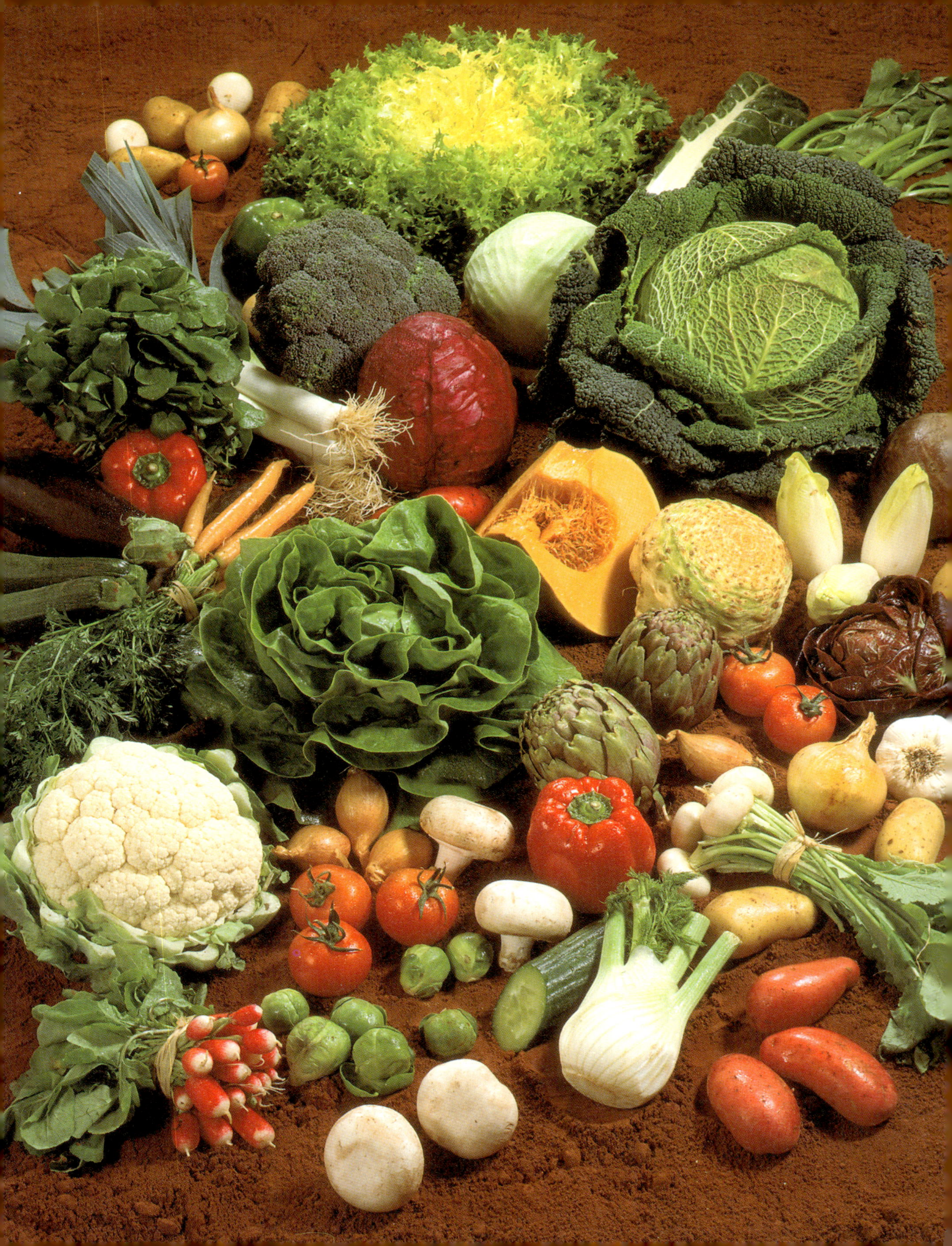

LES LÉGUMES

En toutes saisons, vous trouverez de nombreuses variétés, quelle que soit leur saveur, pour agrémenter les menus quotidiens.

LES LÉGUMES «BULBES»

Le poireau

Cette plante potagère bisannuelle, originaire d'Asie centrale, est connue depuis l'Antiquité. Elle figure notamment sur certains papyrus égyptiens. Elle fut appréciée des Grecs et des Romains. Néron était connu pour en être un grand amateur.
Au Moyen Age, on le consommait sous forme de porée (soupe de poireaux).
A toutes les époques, le poireau fut apprécié à la fois pour sa saveur douce et subtile, et pour ses propriétés médicinales. On dit qu'Hippocrate le prescrivit contre les saignements de nez, la phtisie et la stérilité.

VALEUR NUTRITIVE :

- Eau : 83 %
- Protéines : 1,5 g
- Lipides : 0,3 g
- Glucides : 14 g
- Fibres : 1,8 g

60 calories pour 100 g.

RICHE EN :

- potassium, acide folique, fibres, fer.

RECOMMANDÉ POUR :

- les régimes hypocaloriques.

SES AVANTAGES POUR LA SANTÉ :

Légèrement diurétique et laxatif tout en étant peu calorique, le poireau est particulièrement conseillé aux personnes qui désirent faire un régime minceur, aux obèses et aux goutteux. Il est aussi excellent pour les arthritiques. Ses propriétés seraient en outre bénéfiques aux grands nerveux.

Attention : en cas d'une trop forte consommation, il peut entraîner des flatulences et ballonnements en raison de ses composés soufrés.

LE SAVIEZ-VOUS ?

Sainte Hildegarde affirmait : «Chez l'homme, le poireau provoque des inquiétudes pendant le plaisir de l'amour.»

CONSEILS :

Choisissez-le ferme et intact, sans tache consommé cru ou cuit dans les salades, il peut remplacer l'oignon. Il nécessite peu de cuisson car il devient vite mou.
On peut le conserver un mois frais avec 95% d'humidité, mais ne pas dépasser quinze jours dans le réfrigérateur. Cuit, il devient indigeste après deux jours.
Ce qui est bon pour la santé l'est aussi pour le goût.

L'ail

Cette plante annuelle, originaire d'Asie, est connue depuis l'Antiquité. C'est l'une des plus anciennes plantes cultivées qui avait en outre la réputation de donner des forces et d'éloigner les maladies.

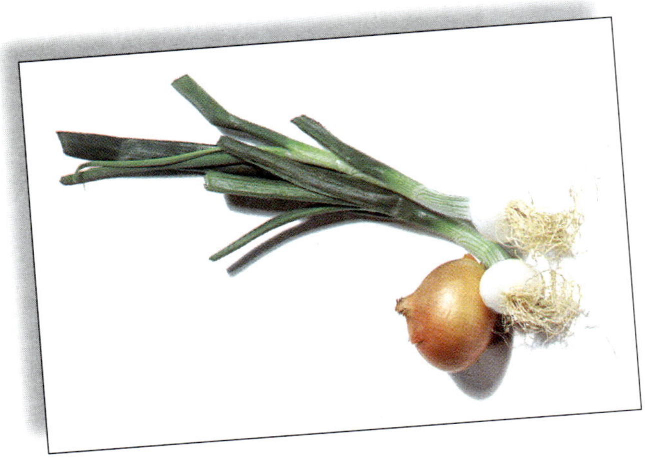

N'HÉSITEZ PAS À INTÉGRER OIGNON, ÉCHALOTE, AIL À VOS PRÉPARATIONS. C'EST EXCELLENT POUR LA SANTÉ !

VALEUR NUTRITIVE :

- Eau : 59 %
- Protides : 0,6 g
- Lipides : 0,1 g
- Glucides : 3 g
- Fibres : 0,14 g

144 calories par 100 g.

SES AVANTAGES POUR LA SANTÉ :

L'ail aurait des effets bénéfiques sur le système cardio-vasculaire, fluidifiant le sang. Il serait bénéfique en cas d'hypertension artérielle.

Il abaisse également le taux du cholestérol sanguin et possède une action antiallergique et anti-oxydante. Enfin, on lui attribue des propriétés anti-microbiennes et diurétiques.

Il est cependant quelquefois mal toléré à forte dose et donne une forte haleine.

CONSEILS :

- Conservez-le à l'air ambiant. Il peut se garder plusieurs mois dans un endroit sec.

L'oignon

Cette plante potagère, également originaire d'Asie, est très appréciée depuis l'Antiquité pour ses propriétés culinaires et médicinales.

VALEUR NUTRITIVE :

- Eau : 89,7 %
- Protides : 1,2 g
- Lipides : 0,2 g
- Glucides : 8,6 g
- Fibres : 1,6 g

38 calories pour 100 g.

SES AVANTAGES POUR LA SANTÉ :

- Cru, il a la propriété de réduire le taux du cholestérol sanguin et joue un rôle dans la prévention de certains cancers.
- On lui confère également des propriétés antibiotiques, diurétiques, stimulantes, expectorantes et antioxaliques.
- Il serait bénéfique pour traiter les rhumatismes.

CONSEILS :

- Conservez les oignons séchés dans un endroit sec, frais et aéré ; ne pas les garder au réfrigérateur.

L'échalote

Cette plante potagère, originaire d'Asie, était très appréciée des Romains qui la croyaient aphrodisiaque. C'est un proche parent de l'ail, qui donne sa saveur à de nombreux plats cuisinés.

VALEUR NUTRITIVE :

- Eau : 80 %
- Protides : 0,3 g
- Lipides : traces
- Glucides : 1,7 g

70 calories pour 100 g.

SES AVANTAGES POUR LA SANTÉ :

Elle est surtout consommée en condiment, ce qui diminue son intérêt diététique. On la dit apéritive, stimulante et reminéralisante.

La ciboulette

Consommée en Chine depuis plus de 5 000 ans, c'est également un proche parent de l'ail, du poireau et de l'oignon.

VALEUR NUTRITIVE :

- Eau : 92,7 %
- Protides : 0,1 g
- Lipides : traces
- Glucides : 0,1 g
- Fibres : 0,1 g

33 calories pour 100 g.

SES AVANTAGES POUR LA SANTÉ :

C'est une bonne source de vitamines (C, A, B6) et de potassium. Son jus est employé comme vermifuge.

Un grand classique : la soupe à l'oignon

Très facile à faire, la soupe à l'oignon ravit chacun, dès les premiers froids.

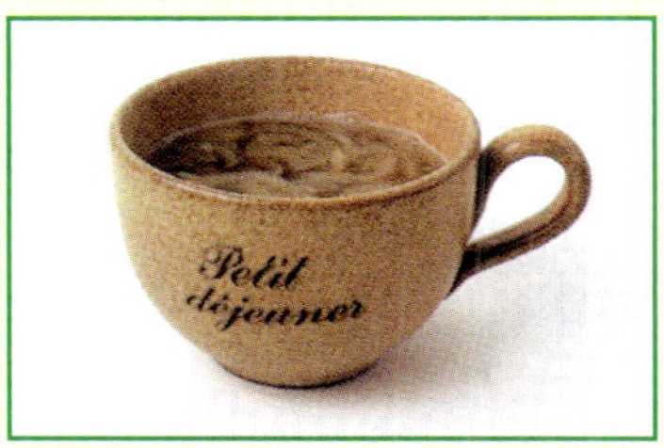

LES LÉGUMES «TIGES»

L'asperge

L'asperge est une plante potagère consommée depuis plus de 2 000 ans. A l'origine, elle fut appréciée pour ses propriétés médicinales. Les Egyptiens la cultivèrent dès les premières dynasties où elle servit même d'offrande funéraire. Puis les Grecs et les Romains en furent également très friands.

Légèrement retombée dans l'oubli au Moyen Age, elle retrouve sa popularité plus tard grâce à Louis XIV.

Elle reste jusqu'au XIXe siècle un met de luxe raffiné pour une clientèle aisée puis devient peu à peu plus populaire.

On distingue trois grandes variétés d'asperges : les blanches (les plus tendres), les vertes et celles à pointes violettes. Il existe plus de quatre cents espèces différentes mais une vingtaine seulement sont comestibles.

VALEUR NUTRITIVE :

- Eau : 92 %
- Protéines : 2 6 g
- Lipides : 0,3 g
- Glucides : 4,2 g

12 calories pour 100 g.

RICHE EN :

vitamines B et C, bêta-carotène, fibres et potassium.

Les asperges à pointes vertes sont plus riches en vitamine B1 et B2, celles à pointes violettes en vitamine C et bêta-carotène.

RECOMMANDÉE POUR :

- son action diurétique et pour la prévention de certaines maladies,
- ses vertus reminéralisantes et toniques.

SES AVANTAGES POUR LA SANTÉ :

Diurétique grâce à son potassium, l'asperge est

consommée en cas d'insuffisance cardiaque et de calculs rénaux.

Elle est indiquée pour diminuer la glycosurie des diabétiques.

En raison de la présence d'acide urique, on la déconseille en cas de goutte.

Ses antioxydants naturels ont un rôle préventif dans l'apparition de certains cancers et pour l'artériosclérose.

Ses fibres aident également à la régulation du transit intestinal.

Enfin, elle aurait une action bénéfique sur certains eczémas.

INCONVÉNIENTS :

L'odeur sulfureuse qui parfume les urines, mais qui est sans danger.

LE SAVIEZ-VOUS ?

Les asperges blanches sont cultivées à l'abri de la lumière. On les recouvre de terre pour qu'elles ne verdissent pas et on les cueille dès leur sortie de terre.

Pline l'Ancien attribuait aux asperges des vertus aphrodisiaques.

CONSEILS :

Choisissez les asperges avec des tiges fermes et compactes, l'aspect lisse et la pointe fermée.

Avant de cuire l'asperge, rompre la tige en la pliant à la base. Evitez de trop cuire les asperges, sinon elles se ramollissent.

Consommez de préférence l'asperge cuite, bien qu'elle puisse aussi se manger crue.

L'asperge est très fragile, elle ne se conserve pas plus de trois jours dans le réfrigérateur.

Le céleri

Originaire de Méditerranée, il est connu depuis l'Antiquité pour ses propriétés médicinales.

Cette plante sauvage, longtemps consommée cuite, ne fut cultivée qu'au XVIe siècle. Il en existe de nombreuses variétés.

VALEUR NUTRITIVE :

Cru :

- Eau : 95 %
- Protéines : 0,8 g
- Glucides : 3,8 g
- Fibres : 1,5 g

15 calories pour 100 g.

Cuit :

- Eau : 94 %
- Protéines : 0,8 g
- Lipides : 0,1 g
- Glucides : 4,0 g
- Fibres : 1,4 g

17 calories pour 100 g.

RICHE EN :

- potassium, en vitamines C, B6, sodium.

RECOMMANDÉ POUR :

- les régimes hypocaloriques.

SES AVANTAGES POUR LA SANTÉ :

Un excellent légume pour les régimes minceur car il est très peu calorique. On le dit également diurétique. Il aurait des vertus antistress et diminuerait la tension artérielle. Toutefois, attention à sa teneur riche en sodium, ce qui le fait proscrire des régimes strictement hyposodés. Son jus est bénéfique pour les ulcères et blessures. Ses fibres sont utiles en cas de paresse intestinale.

Il est conseillé en cas de calculs rénaux car il est source d'acide oxalique. Il a également une action antirhumatismale. Ses graines traitent grippe, rhume, indigestion.

CONSEILS :

Choisissez-le avec des tiges fermes et feuilles vertes. Il se consomme cru ou cuit. Il se conserve une semaine au réfrigérateur. Ne se congèle pas cru.

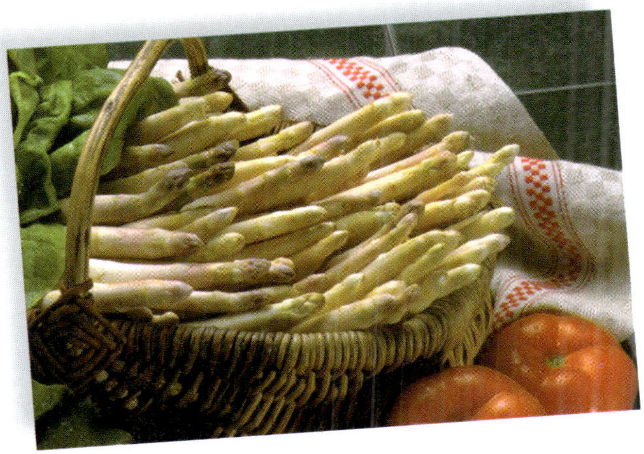

PROFITEZ DES ASPERGES
TANT QUE DURE LA SAISON,
QUI EST DE COURTE DURÉE.

Le chou-rave

Tubercule d'une plante qui vient du Nord de l'Europe.

VALEUR NUTRITIVE :

- Eau : 91 %
- Protéines : 1,7 g
- Lipides : 0,1 g
- Glucides : 6,2 g
- Fibres : 1 g

27 calories pour 100 g.

RICHE EN :

- vitamine C, potassium, fibres, vitamine B6, folacine, sels minéraux.

RECOMMANDÉ POUR :

- son action sur le transit intestinal et sur le cholestérol,
- ses vertus préventives sur certains cancers.

SES AVANTAGES POUR LA SANTÉ :

Il a une action bénéfique sur la tension artérielle. Il est une très bonne source de vitamine C et de potassium.

Ses fibres sont de deux ordres : solubles et insolubles.

Les solubles sont utiles pour favoriser la baisse du cholestérol sanguin.

Les insolubles aident au transit intestinal. L'ensemble des fibres est utile à la prévention de certaines formes de cancer, en particulier celui du côlon.

CONSEILS :

Choisissez-le sans tache, pelez-le de préférence avant la cuisson. Il se mange cru ou cuit. Il peut se conserver une semaine au réfrigérateur mais n'est pas très adapté à la congélation.

La bette

La bette est une plante potagère, apparentée à la betterave ; elle est consommée depuis 6 000 ans.

VALEUR NUTRITIVE :

Crue :

- Eau : 92,7 %
- Protéines : 1,8 g
- Lipides : 0,2 g
- Glucides : 3,7 g
- Fibres : 1,6 g

19 calories pour 100 g.

Cuite :

- Eau : 92,7 %
- Protéines : 1,9 g
- Lipides : 0,1 g
- Glucides : 4,1 g
- Fibres : 2,1 g

20 calories pour 100 g.

RICHE EN :

- potassium, magnésium, calcium, bêta-carotène.

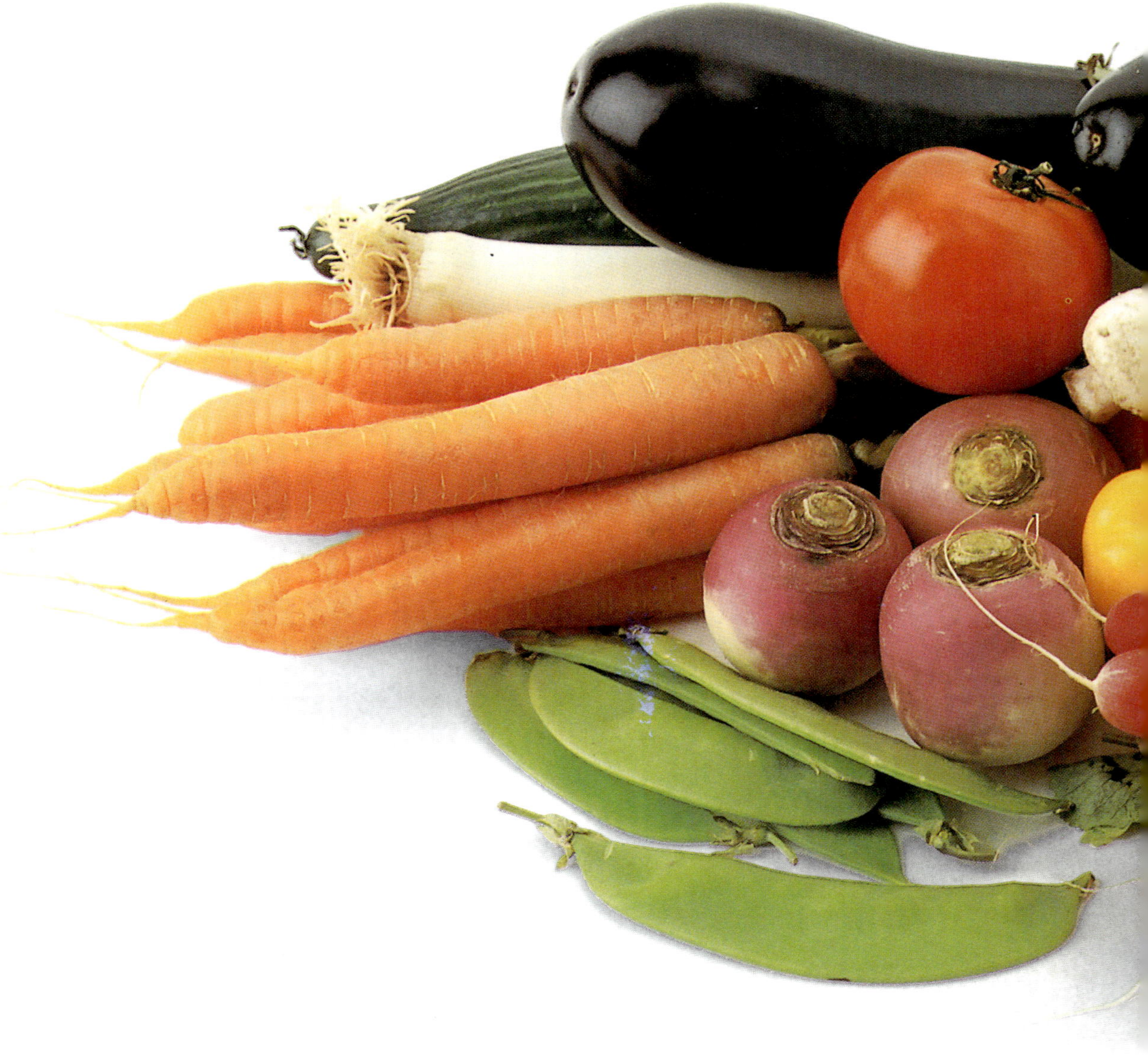

Les légumes, fruits et céréales sont des aliments-santé naturels qui apportent l'ensemble

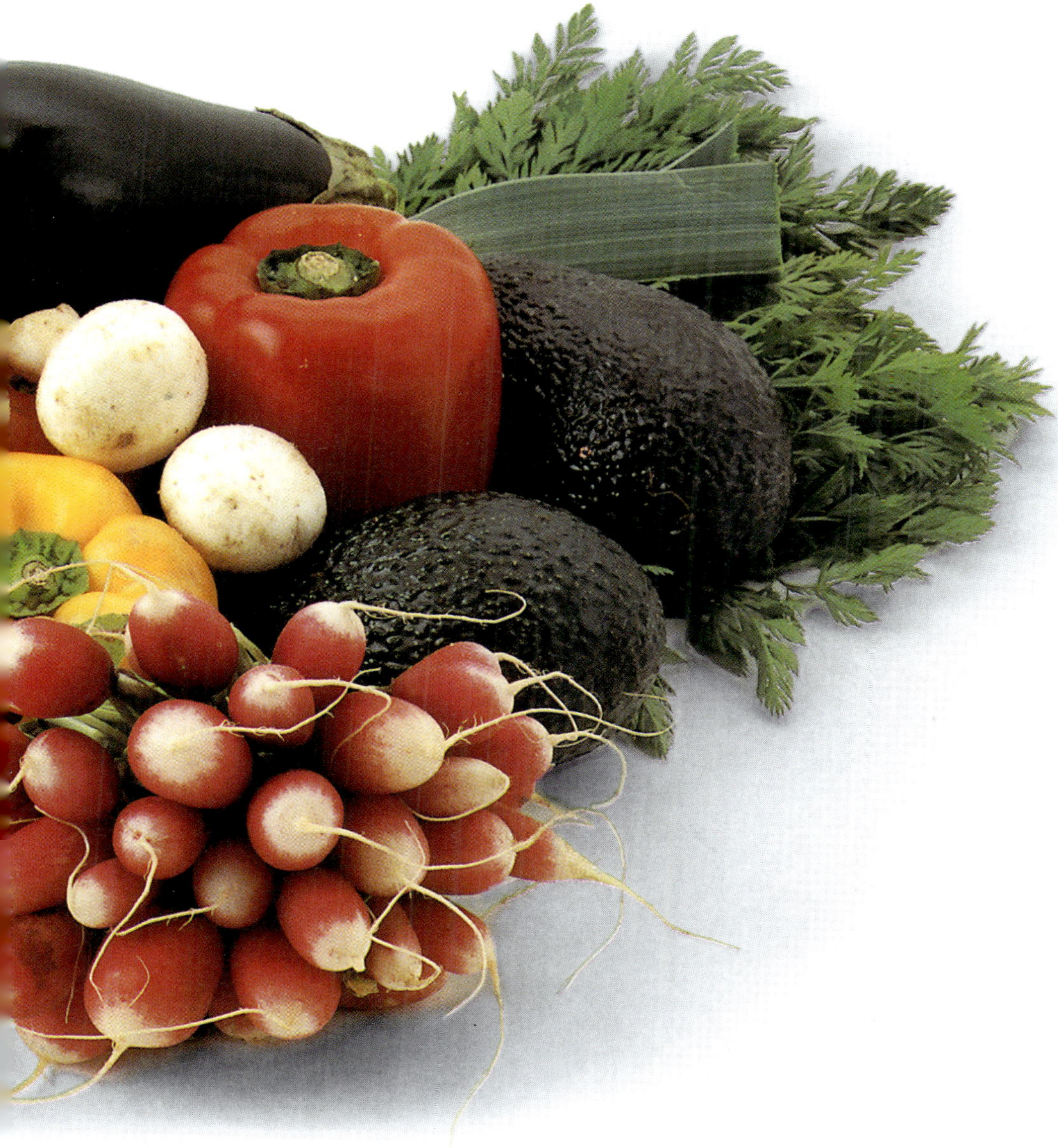

des nutriments nécessaires à l'organisme. N'hésitez pas à les privilégier dans vos menus quotidiens.

RECOMMANDÉE POUR :

- sa valeur peu calorique et sa faible teneur en lipides.

SES AVANTAGES POUR LA SANTÉ :

C'est une excellente source de vitamines (C, A), magnésium et potassium. La bette est également riche en calcium. Elle sera utile aux personnes qui consomment peu de laitage. Ses feuilles auraient un pouvoir antioxydant qui joue un rôle dans la prévention des cancers. Elle est peu calorique et peu riche en lipides et convient donc au régime amincissant, à condition de ne pas lui ajouter du beurre ou des sauces.
Elle aurait des vertus diurétiques et laxatives.
Attention à sa teneur en sodium un peu élevée.
Les feuilles sont également laxatives et diurétiques.

CONSEILS :

Recherchez les bettes bien croquantes aux tiges fermes. Pour éviter la noircissure des bettes à la cuisson, on peut les blanchir dans de l'eau salée au préalable. On peut manger la bette crue ou cuite.
Fragile, elle se conserve peu de temps au réfrigérateur.

Le fenouil

Originaire de Méditerranée, il est connu depuis les temps les plus reculés. Il était très apprécié des Grecs et des Romains. Les anciens Grecs l'appelaient «marathon». Sa saveur discrètement anisée est très recherchée dans de nombreux plats cuisinés.

VALEUR NUTRITIVE :

- Eau : 90,2 %
- Protéines : 1,3 g
- Lipides : 0,2 g
- Glucides : 7,2 g

31 calories pour 100 g.

RICHE EN :

- acide folique, fibres, potassium.

RECOMMANDÉ POUR :

- les régimes hypocaloriques.

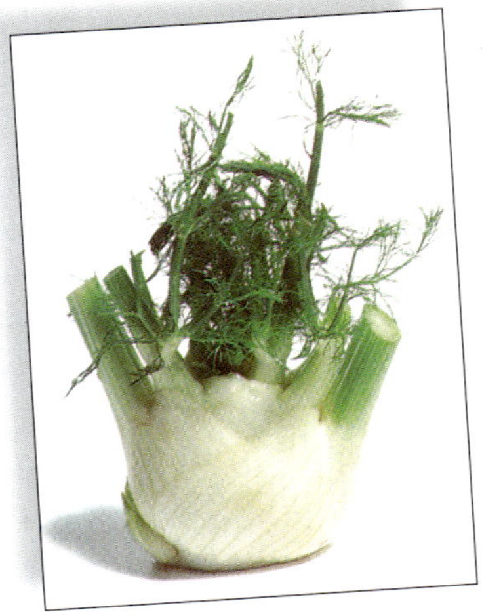

NE CONSOMMEZ PAS LES COUCHES EXTÉRIEURES DU BULBE DU FENOUIL, QUI SONT CORIACES, NI SA BASE LIGNEUSE.

SES AVANTAGES POUR LA SANTÉ :

Le fenouil est l'allié des régimes grâce à son faible apport calorique. Par ailleurs, il apporte une bonne sensation de satiété alors que ses graines facilitent la digestion et diminuent les flatulences. Il est expectorant, soulageant toux et asthme. Il est aussi tonique, diurétique, laxatif ; chez la femme, il stimule la venue des règles et la montée du lait chez les nourrices.

CONSEILS :

Choisissez-le ferme et odorant, avec des feuilles bien vertes. Il se mange cru ou cuit. Il est préférable de le cuire le moins longtemps possible pour qu'il garde sa saveur et ses valeurs nutritives.
Il se conserve au réfrigérateur et peut éventuellement se congeler, mais il perd alors en qualité.

Asperge, céleri, chou-rave, bette, fenouil : des légumes «tiges» aux saveurs très variées.

LES LÉGUMES «RACINES»

La carotte

La carotte était déjà cultivée par les Grecs et les Romains pour ses propriétés médicinales, on la connaissait à cette époque sous deux variétés, mauve et jaune.

Au cours du VIIe siècle, la carotte rouge fut probablement introduite en Espagne par les Arabes. La carotte actuelle, orangée, naquit au début du XIXe siècle grâce aux travaux d'agronomes français. Cette plante potagère bisannuelle est cultivée en annuelle. Elle fut peu appréciée jusqu'à la Renaissance mais peu à peu, sa texture et son goût se sont améliorés. Il faut attendre la fin du XIXe siècle pour qu'elle devienne vraiment populaire en France.

VALEUR NUTRITIVE :

Crue :
- Eau : 87,8 %
- Protéines : 0,9 g
- Lipides : 0,1 g
- Glucides : 6,6 g
- Fibres : 3,2 g

43 calories pour 100 g.

Cuite :
- Eau : 87,4 %
- Protéines : 0,2 g
- Lipides : 0,1 g
- Glucides : 10,5 g
- Fibres : 1,9 g

45 calories pour 100 g.

RICHE EN :
- vitamine A, fibres et potassium.

RECOMMANDÉE POUR :
- améliorer la vision, soigner le foie, régulariser le transit intestinal, rafraîchir le teint.

SES AVANTAGES POUR LA SANTÉ :

Dans l'organisme, sa forte teneur en bêta-carotène se transforme en vitamine A nécessaire à l'acuité visuelle et à la protection de la peau. 100 grammes de carotte couvrent nos besoins quotidiens en vitamine A. Cette vitamine améliore la vision car elle entre dans la composition des bâtonnets rétiniens nécessaires à la vision de nuit, sollicités notamment pour la conduite.

Sa richesse en fibres douces permet de lutter contre les entérites de l'adulte comme du nourrisson et les tendances à la constipation.

On lui attribue des effets bénéfiques sur le taux du cholestérol sanguin.

Légèrement diurétique, elle aide à éliminer les acides uriques, on la recommande également contre les rhumatismes et l'arthritisme.

Enfin, on donne volontiers du jus de carotte pour le cas des affections cutanées. Appliqué en masque de beauté directement sur le visage, il redonne fraîcheur et éclat à la peau.

La carotte atténue également les taches cutanées dues à l'âge.

Crue et râpée, elle serait utile contre les brûlures et indiquée en cas de maladie du foie et de la vessie.

LE SAVIEZ-VOUS ?

On dit que la carotte changea de couleur à cause d'une jeune martyre chrétienne qui fut poignardée dans sa cuisine en épluchant des carottes, le sang qui jaillit de son corps teinta à jamais les carottes blanches.

CONSEILS :

Les choisir fermes et bien colorées ; les carottes se mangent crues ou cuites. Tous les modes de cuisson lui conviennent, mais abrégez la cuisson pour conserver sa saveur et sa valeur nutritive. Elle se conserve sans problème une à trois semaines au réfrigérateur mais prenez soin de les envelopper car elles perdent facilement leur humidité.

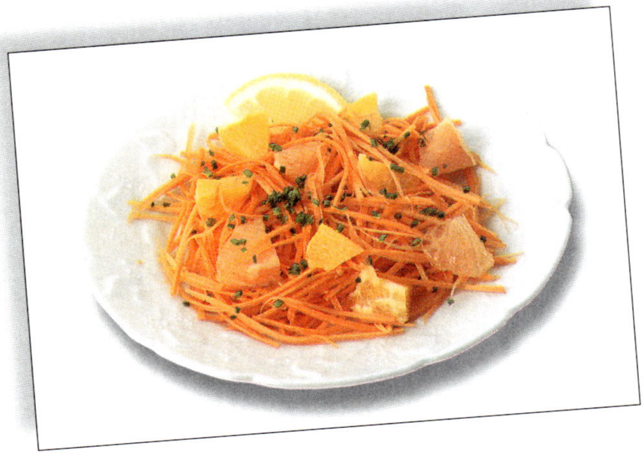

DES CAROTTES RÂPÉES AVEC UN FILET D'HUILE D'OLIVE : UNE DÉLICIEUSE FAÇON DE LES CONSOMMER.

La betterave

Connue depuis l'Antiquité, cette plante potagère est vraisemblablement originaire d'Afrique du Nord. Elle était déjà connue et appréciée des anciens Grecs.

VALEUR NUTRITIVE :

Cuite :

- Eau : 89 %
- Protéines : 2,6 g
- Lipides : 0,2 g
- Glucides : 5,5 g
- Fibres : 2,9 g

27 calories pour 100 g.

RICHE EN :

- potassium, acide folique, vitamines A et C.

RECOMMANDÉE POUR :

- ses valeurs énergétiques et apéritives.

SES AVANTAGES POUR LA SANTÉ :

Très digeste et rafraîchissante, on la dit bénéfique pour les anémiés (en partie grâce à sa teneur en acide folique) et chez les sujets déminéralisés. Elle est utile aux nerveux et soulage les maux de tête. Riche en glucides, elle est très énergétique. Sa bétanine lui donne ce pigment rouge caractéristique que l'on retrouve dans les urines.

La betterave possède également une action diurétique.

CONSEILS :

Choisissez-les fermes, sans taches ni meurtrissures. Evitez d'acheter de trop grosses betteraves qui sont souvent fibreuses. La betterave peut se manger crue ou cuite.

On peut également s'en servir comme substitut du café. Faites sécher des rondelles de betterave, torréfiez-les au four, puis cassez-les afin de les moudre dans un moulin à café.

La betterave se conserve deux semaines à un mois au réfrigérateur.

Le céleri-rave

Cette plante est apparentée au céleri de la même famille. Il contient également beaucoup de vitamine C, de fibres et favorise le transit intestinal. Il est aussi riche en potassium, calcium et phosphore. Il est un bon tonique et reminéralisant. **Attention** : ce légume est l'un des plus riches en sodium.

Le navet

Le navet appartient à la vaste famille des choux, plante potagère originaire d'Europe, qui était déjà consommée au Moyen Age. Il fut également très apprécié des Grecs et des Romains.

VALEUR NUTRITIVE :

- Eau : 92 %
- Protéines : 0,9 g
- Lipides : 0,1 g
- Glucides : 6,2 g
- Fibres : 1,8 g

27 calories pour 100 g.

RICHE EN :

- vitamine C, potassium, fibres.

RECOMMANDÉ POUR :

- ses qualités revitalisantes et peu caloriques.

SES AVANTAGES POUR LA SANTÉ :

Ses fibres sont conseillées pour régulariser le transit et jouent un rôle protecteur dans certains cancers digestifs (en particulier celui du côlon et du rectum) comme tous les légumes de la famille des crucifères.
Peu calorique et diurétique, il convient bien au régime amincissant.
Sa teneur en soufre le rend parfois indigeste, provoquant des flatulences chez les sujets fragiles ou les colitiques. Ses feuilles sont une très bonne source de vitamine C.
Les fanes de navet consommées fraîches sont également riches en vitamine C, bêta-carotène et folates.

CONSEILS :

Choisissez les navets lisses et lourds, non vidés. Les gros navets sont parfois un peu fibreux. Cuisez-les le moins possible. Il n'est pas nécessaire de l'éplucher s'il est bien frais.

Attention : il absorbe facilement les graisses et perd ainsi de ses qualités pour les régimes minceur. Il peut se manger cru ou cuit. Le navet se conserve facilement plusieurs semaines réfrigéré.

Le radis

Probablement originaire de Méditerranée, le radis fut un des premiers légumes à être cultivé dans le monde. Il était déjà consommé et apprécié dans l'Egypte ancienne tant pour ses vertus gustatives que curatives. Il en existe actuellement plusieurs espèces et variétés très différentes de par leur couleur, texture et goût.

VALEUR NUTRITIVE :

- Eau : 95 %
- Protéines : 0,6 g
- Lipides : 0,5 g
- Glucides : 3,6 g
- Fibres : 2,2 g

17 calories pour 100 g.

RICHE EN :

- vitamine C, potassium, fibres.

RECOMMANDÉ POUR :

- ses qualités antiseptiques et peu caloriques.

SES AVANTAGES POUR LA SANTÉ :

Le radis contient des éléments sulfureux susceptibles de jouer un rôle dans la prévention de certains cancers. Son faible apport calorique le rend utile dans les régimes. On le dit également antiseptique, antiarthritique, antirhumatismal et apéritif. On l'utilise pour faire tomber la fièvre, traiter les infections respiratoires mais aussi dans les maladies du foie et de la vésicule biliaire.

Attention : il est quelquefois mal toléré du fait de sa saveur piquante et peut gêner à l'assimilation de l'iode par la thyroïde.

CONSEILS :

Choisissez les radis fermes et pas trop gros avec des fanes bien vertes. Le radis se mange plus volontiers cru mais il peut se cuire et rappelle alors la saveur plus douce du navet. Les fanes fraîches et non traitées peuvent se consommer comme les épinards.
Les radis se conservent bien, de préférence sans les fanes. Laissez-les au réfrigérateur sans les laver. Ils se gardent au frais huit à dix jours.

LES LÉGUMES «FRUITS»

La tomate

Fruit-légume d'une plante du Mexique et d'Amérique centrale, elle fut longtemps considérée comme une plante vénéneuse et ornementale. Elle était à l'origine un petit fruit rond, découverte par les colons espagnols et portugais qui la ramenèrent en Europe. Elle devint ensuite un symbole de richesse et d'amour.

Au XVIIe siècle, on commence à la cuisiner en salade ou en confiture, puis elle devient progressivement de plus en plus populaire jusqu'au XXe siècle. C'est aujourd'hui l'un des légumes les plus cultivés dans le monde.

Grâce au progrès des cultures et de l'agronomie, on compte de très nombreuses espèces aux formes variées : italienne, poire, grappe, cerise...

VALEUR NUTRITIVE :

Crue :
- Eau : 93,8 %
- Protéines : 0,8 g
- Lipides : 0,3 g
- Glucides : 4,6 g
- Fibres : 1,2 g

21 calories pour 100 g.

Cuite :
- Eau : 92,2 %
- Protéines : 1,1 g
- Lipides : 0,4 g
- Glucides : 5,8 g
- Fibres : 1,5 g

27 calories pour 100 g.

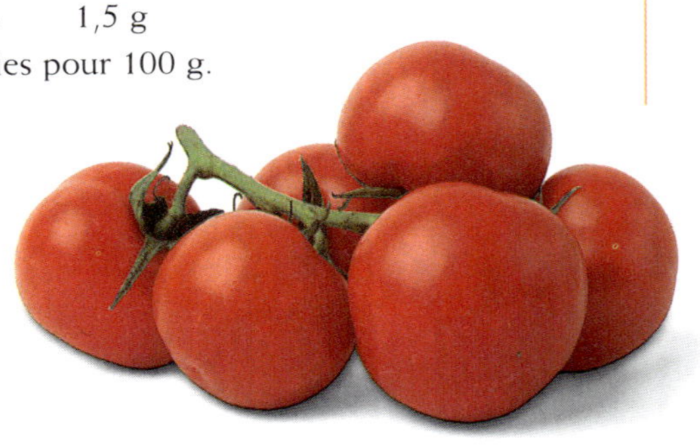

RICHE EN :

- potassium, caroténoïde, vitamines A, B, C et E, fibres, sels minéraux.

RECOMMANDÉE POUR :

- faciliter le transit intestinal, les régimes minceur, nettoyer et rafraîchir la peau, prévenir certaines maladies.

SES AVANTAGES POUR LA SANTÉ :

Son faible apport calorique en fait l'un des légumes de choix pour tous les régimes. Elle serait reconnue pour avoir une action sur les radicaux libres et prévenir certains cancers. Elle est bénéfique aux arthritiques car ce n'est pas un aliment acide mais alcalinisant. Ses grains favorisent le transit intestinal en lubrifiant la paroi des intestins. Son jus est indiqué dans les calculs rénaux, néphrite, goutte. Elle est bénéfique pour l'artériosclérose.

Attention : quelquefois, elle peut être mal tolérée, notamment du fait de sa peau qui peut être irritante pour les intestins. Chez certains sujets, elle peut être cause d'allergies.

Il est important de la consommer bien mûre car verte, la solanine qu'elle contient peut être toxique.

Sa pulpe est utilisée pour nettoyer et rafraîchir la peau, notamment en masque de beauté pour le visage.

LE SAVIEZ-VOUS ?

Au VIIe siècle, la tomate fit son entrée dans la cuisine italienne sous le nom de «pomodoro», «pomme d'or». Il était alors de bon ton pour les gens riches de l'inclure au menu du repas nuptial.

CONSEILS :

Choisir les tomates intactes, fermes, avec une belle couleur. Achetez des tomates, cuites ou en jus, dans des récipients en carton ou en verre pour éviter la saveur métallique de la conserve. Pelez-les en cas d'intolérance digestive.

Evitez de les cuire dans des récipients en aluminium à cause de son acidité. Cuisez-les à feu doux et lent. Consommée aussi bien crue que cuite, son utilisation est très variée.

Elles se gardent une semaine à température de la pièce. Ne pas les réfrigérer en dessous de 10° C.

L'avocat

Connu depuis des temps immémoriaux, il est le fruit de l'avocatier (baie), originaire d'Amérique latine.

VALEUR NUTRITIVE :

- Eau : 73 %
- Protides : 2,1 g
- Lipides : 17,3 g
- Glucides : 7 g

177 calories pour 100 g.

RICHE EN :

- vitamines et graisses mono-insaturées, vitamine B6, magnésium.

RECOMMANDÉ POUR :

- ses valeurs nutritives et ses qualités digestives.

SES AVANTAGES POUR LA SANTÉ :

Si vous faites un régime, attention à ses calories qui peuvent aller jusqu'à 400 pour un seul fruit, sans compter l'ajout de vinaigrette ou d'une sauce d'accompagnement. Il se digère néanmoins facilement grâce à ses enzymes qui aident à la digestibilité des matières grasses.

Sa richesse en vitamines E et C en fait un excellent antioxydant naturel, préventif des cancers, des maladies cardio-vasculaires et du vieillissement prématuré. On le dit bénéfique pour les maladies intestinales. Son taux en acides gras mono-insaturés permet de diminuer le taux de cholestérol sanguin.

Il aurait également les propriétés d'être un équilibrant nerveux.

CONSEILS :

Choisissez-le lourd et ferme. Il est à point quand il cède légèrement à la pression des doigts. On le mange cru car il supporte mal la cuisson. Il se laisse mûrir à température ambiante.

Entamé, il ne se conserve pas plus de deux jours au réfrigérateur. Il peut aussi se congeler.

Le concombre

Le concombre est le fruit-légume d'une plante originaire des Indes apparentée à la courge et au melon. Il est l'un des premiers légumes cultivés au monde. C'est le jardinier du roi Louis XIV qui inventa sa culture sous abri car le roi aimait le déguster en toutes saisons.

VALEUR NUTRITIVE :

- Eau : 96 %
- Protides : 0,5 g
- Lipides : 0,1 g
- Glucides : 2,9 g
- Fibres : 0,7 g

13 calories pour 100 g.

RICHE EN :

- eau, potassium, vitamine C.

RECOMMANDÉ POUR :

- les régimes hypocaloriques.

SES AVANTAGES POUR LA SANTÉ :

Voici un légume très rafraîchissant grâce à sa grande teneur en eau. Il est peu calorique et convient bien au régime minceur. De plus, il est très digeste. On le dit diurétique, dépuratif et légèrement calmant.

CONSEILS :

Choisissez-le bien ferme et pas trop gros. On mange le concombre volontiers bien frais, on peut le râper ou le couper en tranches, mais il peut également être cuit. Sensible aux variations de température, ne le gardez pas plus d'une semaine au réfrigérateur.

Le poivron

Originaire d'Amérique du Sud, il appartient à la grande famille de l'aubergine. Sa culture très ancienne remonte, en Amérique du Sud, à plus de 5 000 ans. Il fut rapporté en Europe par Christophe Colomb où il s'est très bien adapté au climat tempéré.

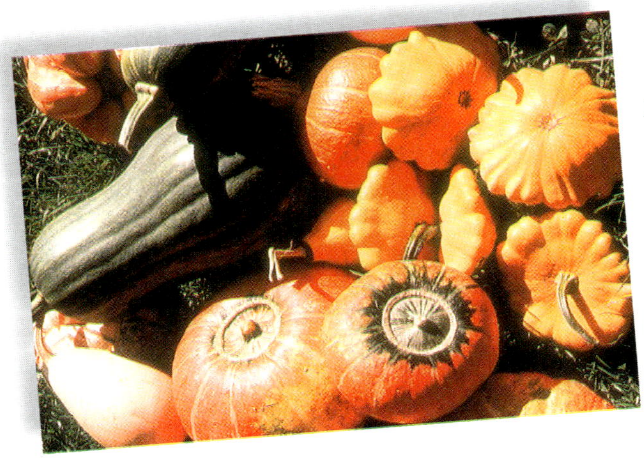

LA COURGE EST UN ALIMENT À FAVORISER POUR LES PERSONNES QUI SUIVENT UN RÉGIME HYPOCALORIQUE.

VALEUR NUTRITIVE :

- Eau : 92,2 %
- Protéines : 0,9 g
- Lipides : 0,2 g
- Glucides : 6,4 g
- Fibres : 2 g

27 calories pour 100 g.

RICHE EN :

- vitamine C, bêta-carotène, potassium.

RECOMMANDÉ POUR :

- ses vertus tonifiantes

SES AVANTAGES POUR LA SANTÉ :

A poids égal, il contient deux fois plus de vitamine C qu'une orange. Le poivron rouge en est plus riche que le poivron vert avec trois fois plus de vitamine C qu'une orange. Un autre atout, sa richesse en bêta-carotène, reconverti dans l'organisme en vitamine A. On le dit également stimulant et diurétique. Attention, il est peut-être parfois difficile à digérer ; si c'est votre cas, pelez-le ou faites-le griller pour le rendre plus digeste.

CONSEILS :

A l'achat, prenez des poivrons fermes et luisants. Evitez une cuisson excessive pour garder sa saveur et sa valeur nutritive. Il peut se consommer cru ou cuit.

Ne pas le laver pour mieux le conserver au réfrigérateur. Si vous désirez le congeler, il est préférable de le garder entier.

La courge

La courge est le fruit d'une plante potagère originaire d'Amérique du Sud ; elle est consommée depuis les temps les plus reculés. Elle est de la même famille que le melon et le concombre. On la classe généralement en courge d'été et courge d'hiver.

VALEUR NUTRITIVE :

- Eau : 93,7 %
- Protéines : 0,9 g
- Lipides : 0,3 g
- Glucides : 4,3 g
- Fibres : 1,6 g

20 calories pour 100 g.

RICHE EN :

- potassium, magnésium, vitamine C.

RECOMMANDÉE POUR :

- les régimes hypocaloriques.

SES AVANTAGES POUR LA SANTÉ :

C'est l'un des aliments possédant la valeur calorique la plus faible. De plus, il est légèrement diurétique et laxatif. Il est tout indiqué dans les régimes hypocaloriques. Par ailleurs, c'est une excellente source de potassium.

On le dit sédatif et pectoral.

Ses graines ont des propriétés vermifuges.

CONSEILS :

Au fil des saisons, n'hésitez pas à choisir ses multiples variétés. Pâtisson, chayotte, courge de Naples, du Berry, courge à moelle, courge à cou droit. Recherchez les légumes fermes et frais, à la peau brillante.

Riche en eau, vous pouvez la blanchir en la gardant entière ou coupée en deux. Cuisez-la le moins longtemps possible. En été, vous pouvez aussi la manger crue.

Attention : la courge est fragile et s'abîme facilement. Elle ne se conservera pas plus d'une semaine au réfrigérateur.

L'aubergine

Fruit-légume, l'aubergine est la baie d'une plante qui serait originaire d'Inde ou de Chine. Cultivée en Asie depuis 2 500 ans, elle gagna d'abord l'Afrique du Nord, puis les Arabes l'introduisirent en Espagne au XIIe siècle.

Très amère à cette époque, on l'appréciait surtout pour ses qualités ornementales. Par la suite, sa saveur fut améliorée. On compte de nombreuses espèces de formes et de genres très variés, les plus courantes étant celles en forme de poire.

VALEUR NUTRITIVE :

- Eau : 92 %
- Protéines : 1,2 g
- Glucides : 6,3 g
- Fibres : 1,5 g

27 calories pour 100 g.

RICHE EN :

- fibres et potassium.

RECOMMANDÉE POUR :

- lutter contre le cholestérol,
- les régimes minceur.

SES AVANTAGES POUR LA SANTÉ :

Très peu calorique et avec peu de lipides, c'est un aliment à privilégier dans tous les régimes.

Riche en potassium, elle a une action diurétique certaine.

Ses fibres abondantes favorisent le transit intestinal et sont bien tolérées.

Elle a par ailleurs la propriété de limiter le taux de cholestérol sanguin.

Attention : elle absorbe facilement les graisses de cuisson, ce qui la rend alors beaucoup moins digeste et lui fait perdre ses qualités hypocaloriques.

LE SAVIEZ-VOUS ?

Carbonisée et réduite en poudre, en Chine et en Asie, on l'utilise depuis des millénaires pour se frotter les dents et les rendre éclatantes.

En Europe, elle eut longtemps très mauvaise réputation, on la surnommait «la pomme des fous» et on lui attribuait des vertus maléfiques.

CONSEILS :

Recherchez les aubergines fermes et lourdes, d'une belle couleur. Attention à la chair qui noircit très vite quand elle est coupée. Evitez de la faire dégorger car cela augmente sa teneur en sel ; laisser tremper dans l'eau pour diminuer l'amertume.

Chaude ou froide, sa cuisine est très variée.

Elle est sensible au changement de température. Elle ne se conserve pas plus d'une semaine au réfrigérateur.

Les légumes «fruits» comme la tomate, l'avocat, le concombre, le poivron, la courge et l'aubergine sont riches en vitamines et sels minéraux ; ils font partie des aliments à privilégier pour conserver notre capital santé.

LES LÉGUMES «FEUILLES»

Le chou

Plante potagère qui fut rapportée d'Asie Mineure 500 ans avant J.-C. Tous les choux semblent provenir d'une plante commune sauvage et maritime. Le chou était déjà cultivé au néolithique. Très tôt il fut reconnu pour ses vertus médicinales. Les Romains le considéraient d'ailleurs comme une panacée. Pour Caton l'Ancien, c'est grâce au chou que le peuple ionien a pu se passer de médecines pendant plusieurs siècles.
La famille des choux est très vaste. Elle comprend le chou frisé, le chou de Bruxelles, le chou cabus, le chou chinois, le chou de Milan, le chou blanc, le chou vert, le chou rouge, avec un total de plus de 400 variétés.

VALEUR NUTRITIVE :

Cru :
- Eau : 93 %
- Protéines : 1,2 g
- Lipides : 0,2 g
- Glucides : 5,4 g
- Fibres : 1,8 g

24 calories pour 100 g.

Cuit :
- Eau : 93,6 %
- Protéines : 1,0 g
- Lipides : 0,2 g
- Glucides : 4,8 g
- Fibres : 1,7 g

21 calories pour 100 g.

RICHE EN :
- vitamines C, fibres.

RECOMMANDÉ POUR :
- prévenir certains cancers, traiter le diabète,
- améliorer la digestion.

SES AVANTAGES POUR LA SANTÉ :

C'est avant tout une excellente source de vitamine C et de potassium.
Le chou serait d'une grande utilité dans la prévention des cancers, en particulier celui du côlon et de l'estomac.
Il régularise les fonctions intestinales et a des vertus apéritives.
Il est peu calorique, conseillé pour tous les régimes.
Le chou favorise la baisse du cholestérol dans le sang.
Sa bonne teneur en minéraux en fait un légume conseillé dans les anémies.
Il possède des vertus hypoglycémiantes conseillées aux diabétiques.
Son jus est d'une grande efficacité dans le traitement de l'ulcère de l'estomac.
Un seul inconvénient, le chou peut provoquer des flatulences et des ballonnements, surtout lorsqu'il est cuit à l'eau.

LE SAVIEZ-VOUS ?

C'est grâce à la teneur du chou en vitamine C que les marins au long cours purent éviter un grand nombre de cas de scorbut, à bord de leurs bateaux.
Le chou est une plante mellifère ; il existe du miel de chou.

CONSEILS :

Préférez la cuisson à l'étouffée, pour garder ses vertus curatives. Une cuisson trop longue le rend pâteux et diminue sa saveur. Il peut être mangé cru ou cuit. Choisissez des choux lourds et compacts avec des feuilles croustillantes. Fermenté, il garde son contenu en vitamines et sels minéraux.
Conservez les choux dans le bac à légumes du réfrigérateur, mais pas plus de deux semaines.

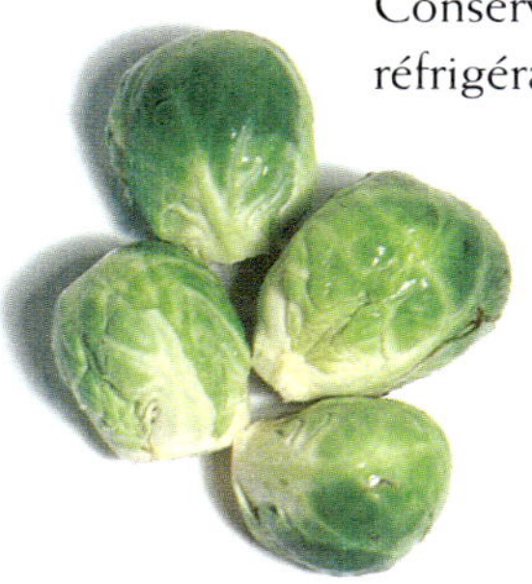

Le chou de Bruxelles

L'origine du chou de Bruxelles est obscure. Il aurait été développé en Belgique au XIIIe siècle, d'où son nom.

VALEUR NUTRITIVE :

- Eau : 87 %
- Protéines : 2,5 g
- Lipides : 0,5 g
- Glucides : 8,7 g
- Fibres : 4,3 g

39 calories pour 100 g.

RICHE EN :

- vitamines C, B6, potassium, bêta-carotène, fibres.

RECOMMANDÉ POUR :

- son action préventive sur certains cancers.

SES AVANTAGES POUR LA SANTÉ :

Il contient des produits azotés, nommés indoles, dont on pense qu'ils auraient un rôle préventif dans l'apparition de certains cancers comme celui du sein et de l'utérus. Ses fibres limitent les risques du cancer digestif du côlon et de l'estomac.

L'acide folique qu'il contient protégerait contre les risques de cancer pulmonaire.

Il est par ailleurs une bonne source de vitamine C.

Il a pour inconvénient majeur le fait de provoquer parfois des flatulences et des ballonnements.

CONSEILS :

Choisissez-le ferme, sans traces jaunâtres, avec des feuilles qui se détachent facilement. Sa cuisson ne doit pas être trop longue pour conserver ses avantages curatifs.

Il peut se garder quelques jours au réfrigérateur et se congeler entier.

L'endive

L'endive fut créée par hasard au XIXe siècle par un botaniste à partir de la chicorée de Bruxelles, plus sauvage. Elle porta le nom de «chicorée-endive», mieux connue sous le nom d'endive. Elle est moins amère et plus sucrée que la chicorée.

VALEUR NUTRITIVE :

- Eau : 95 %
- Protéines : 1 g
- Lipides : 0,1 g

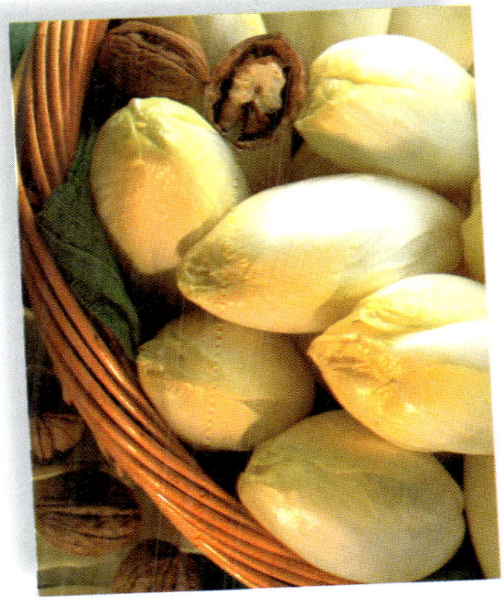

LES ENDIVES CONVIENNENT PARFAITEMENT À UN RÉGIME MINCEUR. DE PLUS, ELLES SE PRÉPARENT DE MILLE FAÇONS...

- Glucides : 3,2 g

15 calories pour 100 g.

RICHE EN :

- acide folique, potassium et fibres.

RECOMMANDÉE POUR :

- les régimes hypocaloriques (c'est le moins énergétique des légumes).

SES AVANTAGES POUR LA SANTÉ :

Elle est parfaite pour un régime minceur puisqu'elle contient très peu de calories et qu'elle est cependant riche en fibres. On la dit en outre apéritive digestive, reminéralisante et légèrement diurétique.

CONSEILS :

Choisissez les endives fermes et compactes. Plus elles sont fraîches, moins elles sont amères. Retirez le cône, coupez-la et assaisonnez-la juste au moment de la préparer. Elle se mange crue ou cuite. Evitez de la blanchir ou de la cuire à l'eau.

Elle ne se congèle pas mais peut se garder quelques jours au réfrigérateur.

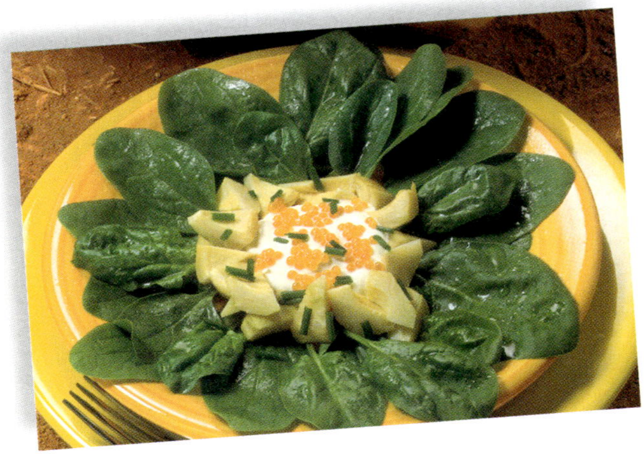

LES ÉPINARDS, MÊME S'ILS NE SONT PAS AUSSI RICHES EN FER QUE LE PRÉTEND LA LÉGENDE, RENFERMENT DE NOMBREUX NUTRIMENTS BÉNÉFIQUES POUR NOTRE SANTÉ.

L'épinard

Ce légume, originaire probablement de Perse, fut introduit en Espagne par les Arabes, d'où il se répandit ensuite dans tous les pays européens. Catherine de Médicis qui en était friande le rapporta en France, préparé alors par son cuisinier italien sous le nom de «Florentin».

VALEUR NUTRITIVE :

Cru :
- Eau : 91,6 %
- Protéines : 2,9 g
- Lipides : 0,3 g
- Glucides : 3,5 g
- Fibres : 2,6 g

22 calories pour 100 g.

Cuit :
- Eau : 91,2 %
- Protéines : 3 g
- Lipides : 0,3 g
- Glucides : 3,8 g
- Fibres : 2,7 g

23 calories pour 100 g.

RICHE EN :
- bêta-carotène, vitamine C, potassium, magnésium, fer, sels minéraux.

RECOMMANDÉ POUR :
- ses grandes qualités de reminéralisant.

SES AVANTAGES POUR LA SANTÉ :

Même s'il ne contient pas autant de fer que la légende le prétend, il est également riche en bêta-carotène, vitamine C, potassium, sels minéraux, ce qui en fait un bon reminéralisant.

Il aurait une action préventive sur certains cancers et limiterait le risque de dégénérescence de la rétine grâce à sa lutéine.

Il est riche en vitamine B9 recommandée aux femmes enceintes. Il régularise la tension artérielle et jouerait un rôle utile dans les cas d'anémie.

CONSEILS :

Choisissez les épinards frais et bien verts. Lavez-les soigneusement sans les faire tremper. Ils se mangent crus ou cuits. En salade verte, ils sont très nourrissants (riches en vitamine C).

Ne les conservez pas plus de 5 jours au réfrigérateur. Cuits, ils se conservent très mal. Ils se congèlent bien frais et blanchis.

Les légumes «feuilles» comme le chou, l'endive ou l'épinard font partie des aliments de base d'une cuisine variée, saine et naturelle, bénéfique pour la santé.

LES SALADES

Leur valeur nutritionnelle varie selon les espèces, leur fraîcheur et les époques de l'année. Elles apportent en général peu de calories et sont recommandées pour les régimes à condition de ne pas être trop assaisonnées.

Les salades vertes apportent du carotène, de la provitamine A, et auraient des vertus anti-oxydantes. Elles sont également une bonne source d'oligo-éléments et de vitamines (B9, C). Enfin, elles sont riches en fibres qui facilitent la digestion, aident à la prévention de certains cancers et à la régularisation du taux de cholestérol.

La laitue

C'est la reine des salades. Il en existe plus de 100 variétés.

VALEUR NUTRITIVE :

- Eau : 95,9 %
- Protides : 0,6 g
- Lipides : 0,1 g
- Glucides : 1,2 g

13 calories pour 100 g.

On lui attribue un effet calmant et sédatif, lié à la présence de son principe amer.

La mâche

On l'appelle encore doucette. Cette salade, fragile et tendre, est une bonne source de vitamines et de fer.

Le cresson

Attention à ne pas le ramasser sauvage, à cause des risques parasitaires. Cette salade excellente, à la saveur caractéristique des crucifères, aurait des effets protecteurs vis-à-vis de certains cancers digestifs.

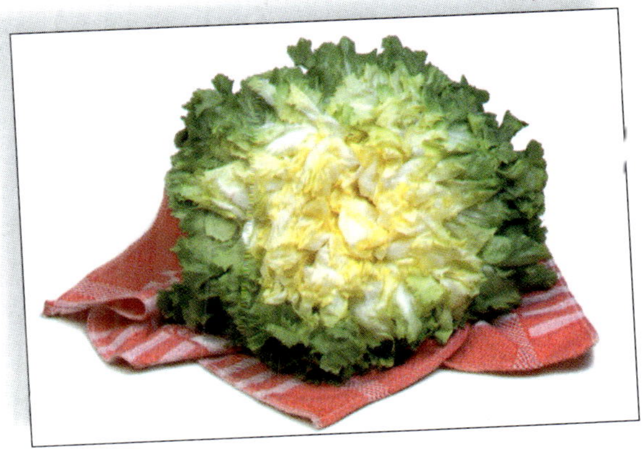

LES SALADES AUX GOÛTS, COULEURS ET SAVEURS VARIÉS APPORTENT EN TOUTE SAISON LE COMPLÉMENT GUSTATIF ET NUTRITIF INDISPENSABLE À NOS MENUS QUOTIDIENS.

La chicorée

Cette famille est très diversifiée avec de nombreuses espèces, parmi lesquelles la scarole, la chicorée rouge, le chicon, la chicorée sauvage. On la dit cholagogue et bénéfique en cas de problèmes hépato-vésiculaires.

Elle est aussi apéritive, dépurative, diurétique, tonique, et reminéralisante.

Le pissenlit

Encore appelé «dent de lion», on peut le consommer bien vert ou blanchi. Le pissenlit a une saveur amère qui lui confère des vertus dépuratives favorisant l'élimination des déchets. On l'utilise depuis l'Antiquité pour soigner les bronchites, rhumes, pneumonies, ulcères, hépatites.

Attention : chez les personnes sensibles, le pissenlit peut causer des réactions allergiques.

LES LÉGUMES «TUBERCULES»

La pomme de terre

Aliment de base d'Amérique du Sud depuis les temps les plus anciens, ce tubercule fut découvert par les envahisseurs espagnols. Introduite avec méfiance en Europe car elle était suspectée de transmettre la lèpre, elle ne s'imposa comme aliment courant qu'après les famines du XVIIIe siècle. C'est l'agronome français Auguste Parmentier (1737-1813) qui contribua à la faire accepter mais en réalité, ce fut Fraisier, l'ingénieur du roi, qui lui donna son nom en 1716.

Il existe plusieurs centaines de variétés de pommes de terre, de couleur, forme, saveur et grosseur très différentes. On en trouve même des variétés de couleur noire, violette ou bleue.

VALEUR NUTRITIVE :

Crue :
- Protéines : 2,1 g
- Lipides : 0,1 g
- Glucides : 18 g
- Fibres : 1,5 g

79 calories pour 100 g.

Au four – entière :
- Protéines : 2,3 g
- Lipides : 0,1 g
- Glucides : 25,2 g
- Fibres : 2,3 g

109 calories pour 100 g.

Bouillie – entière :
- Protéines : 1,9 g
- Lipides : 0,1 g
- Glucides : 20,1 g
- Fibres : 1,5 g

87 calories pour 100 g.

RICHE EN :
- amidon, vitamines C, B, potassium, magnésium, fibres.

RECOMMANDÉE POUR :
- les spasmes,
- la cicatrisation des ulcères et des muqueuses.

SES AVANTAGES POUR LA SANTÉ :

La pomme de terre est énergétique et reminéralisante.

Elle a des effets hypnotiques et antispasmodiques utilisés avec profit contre les crampes, les toux, les névralgies.

Elle facilite l'élimination urinaire. Elle calme les brûlures superficielles.

Comme tous les autres sucres complexes, elle est recommandée pour les sportifs.

Sa teneur en vitamine C décline à partir du moment de la récolte. En conséquence, c'est la pomme de terre nouvelle qui en contient le plus. Lorsque la pomme de terre est bouillie, la vitamine C part avec l'eau de cuisson, ce qui explique sa faible teneur dans les purées.

La solanine existe dans toute la plante même en faible quantité mais se retrouve surtout dans les tubercules verts qu'il faut éviter de consommer. Cette substance est nocive à forte dose, elle peut provoquer chez les sujets sensibles migraines et somnolences.

Comme toutes les solanacées, elle est déconseillée chez les personnes souffrant d'arthrite.

LE SAVIEZ-VOUS ?

On rapporte que Parmentier fit garder son champ de terre par des hommes en armes. Les paysans aux alentours, intrigués par le fait qu'une plante soit si surveillée, se l'approprièrent la nuit pour la faire pousser dans leurs propres champs. Cet habile stratège contribua au développement du légume.

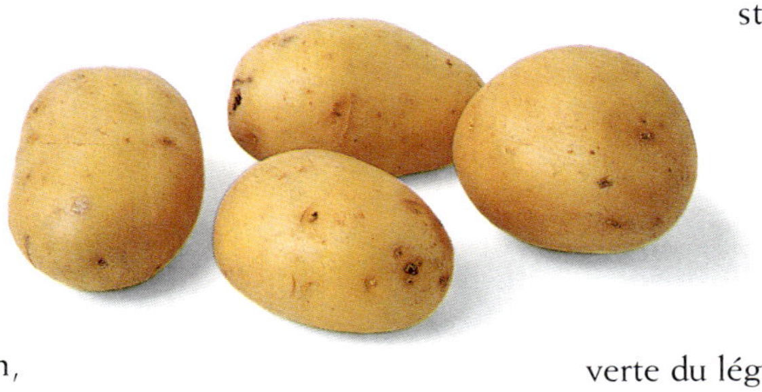

CONSEILS :

Jetez les pommes de terre vertes à plus de 50% et enlevez toute chair verte du légume.

La consommer immédiatement après qu'elle est coupée ou la mettre dans l'eau pour éviter qu'elle noircisse. Choisir des pommes de terre fermes et intactes, sans germes, ni partie verte.

La pomme de terre supporte divers modes de cuisson, l'idéal est de la cuire le moins longtemps possible pour conserver au mieux ses qualités nutritives.

A propos des frites :

Ce plat énergétique est riche en graisses (évitez l'emploi des graisses animales). Préférez les frites plus épaisses qui, à poids égal, sont moins chargées en graisse. Les frites surgelées absorbent également très vite les graisses de cuisson. Proscrivez les chips trop riches en sel et en corps gras.

La patate douce

Légume différent de la pomme de terre, la patate douce est consommée depuis la préhistoire dans plusieurs parties du monde. Vivace dans les régions tropicales, elle devient annuelle sous les climats tempérés. On compte plus de quatre cents variétés différentes.

VALEUR NUTRITIVE :

- Eau : 73%
- Protides : 1,6 g
- Lipides : 0,3 g
- Glucides : 24,3 g
- Fibres : 2,5 g

105 calories pour 100 g.

RICHE EN :

- bêta-carotène, potassium vitamine A, C, fibres.

RECOMMANDÉE POUR :

- ses qualités nutritives et ses vitamines.

SES AVANTAGES POUR LA SANTÉ :

Très nourrissante, elle est riche en glucides et en amidon ; plus calorique que la pomme de terre, on l'évitera dans les régimes. Elle contient du bêta-carotène précurseur de la vitamine A.

CONSEILS :

Rejetez les patates avec des taches et des meurtrissures ou les patates trop molles. Dès qu'elle est coupée, placez-la dans l'eau froide afin d'éviter qu'elle noircisse à l'air. On la cuit comme la pomme de terre. Elle se consomme cuite.

La patate douce se garde comme la pomme de terre dans un endroit frais, si possible d'une température inférieure à 15° pour éviter qu'elle ne germe. Ne pas la réfrigérer. Elle se congèle cuite ou en purée.

Le topinambour

Ce tubercule cultivé par les Indiens d'Amérique du Nord fut rapporté en Europe par l'explorateur Samuel de Champlain au XVIIe siècle. Il a la réputation erronée d'être un légume pauvre sur le plan nutritif, sans doute due au fait que pendant la guerre on le consommait au même titre que le rutabaga.

VALEUR NUTRITIVE :

- Eau : 78 %
- Protides : 2 g
- Lipides : traces
- Glucides : 17,4 g
- Fibres : 1,6 g

76 calories pour 100 g.

RICHE EN :

- potassium, fibres, fer.

RECOMMANDÉ POUR :

- sa valeur énergétique.

SES AVANTAGES POUR LA SANTÉ :

Le topinambour est un légume riche en fibres, c'est également l'un des plus riches en potassium. Son inuline est un glucide, voisin de l'amidon, qui se transforme en fructose dans l'organisme, particulièrement recommandé aux diabétiques.

Il favorise en outre la sécrétion lactée.

CONSEILS

Choisissez les topinambours fermes et intacts.

Trempez-les dans l'eau froide, coupés, pour éviter qu'ils ne noircissent. Ils se mangent crus, cuits ou marinés. Ils se cuisent volontiers à l'eau bouillante ou à la vapeur. Bien brossés au préalable, on peut se dispenser de les éplucher.
Placez-les non lavés au réfrigérateur où ils se conservent six à huit semaines. Il n'est pas recommandé de les congeler.

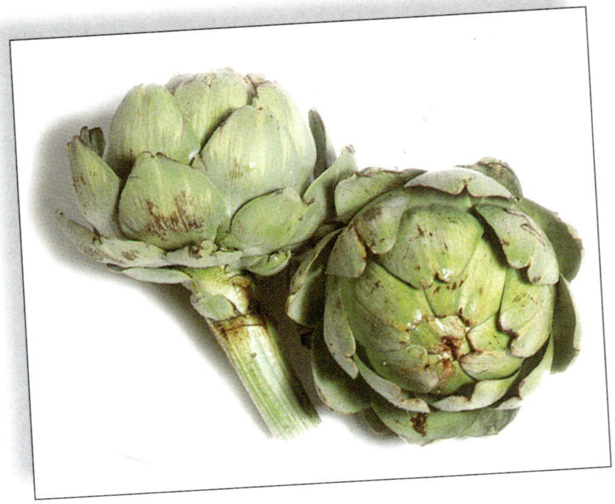

A DÉGUSTER, FEUILLE APRÈS FEUILLE, AVEC GOURMANDISE...

LES LÉGUMES «FLEURS»

L'artichaut

Ce légume est en réalité le bouton d'une plante potagère, originaire de Méditerranée. Il fut consommé et apprécié du temps des Grecs et des Romains. Au Moyen Age, on le croyait aphrodisiaque. En France, c'est Catherine de Médicis qui le rapporta d'Italie, lorsqu'elle épousa le roi de France.
Plus d'une quinzaine d'espèces différentes existent sur le marché, aux formes et aux couleurs très variées.

VALEUR NUTRITIVE :

- Eau : 84 %
- Protéines : 3,5 g
- Lipides : 0,2 g
- Glucides : 11,2 g

50 calories pour 100 g.

RICHE EN :

- glucides (dont la moitié est sous forme d'inuline), potassium, magnésium.

RECOMMANDÉ POUR :

- faire baisser le taux d'urée, comme diurétique et en cas d'insuffisance hépatique.

SES AVANTAGES POUR LA SANTÉ :

Il est surtout reconnu pour ses propriétés apéritives et diurétiques. Il est excellent pour le foie et favorise la sécrétion biliaire grâce à une substance, la cynarine, qui est plus concentrée dans les tiges et feuilles.
Energétique grâce à son sucre, l'inuline, qui lui donne également sa saveur caractéristique.
Attention : si l'on en consomme trop, il peut provoquer des flatulences et des ballonnements.

LE SAVIEZ-VOUS ?

Le mot «artichaut» n'apparut qu'en 1530 suite à la déformation du mot italien «carciofo» et du mot arabe «al katchoûf». Les premiers agronomes l'appelèrent «articol».
Au XVIe siècle, l'artichaut est un met de luxe consommé uniquement par la bourgeoisie aisée.
Au XVIIIe siècle, on disait de l'artichaut qu'il rendait les femmes très ardentes.

CONSEILS :

Choisir l'artichaut le plus compact et lourd possible. Notez que la grosseur n'est pas un signe de qualité. Ecartez les bractères afin de déloger les saletés et les insectes lors du lavage.
On peut le cuire aussi bien au four qu'à la vapeur. Faites-le cuire le moins longtemps possible pour garder sa saveur et sa valeur nutritive.
Ne le faites pas cuire dans une casserole en

aluminium ou en fer car il devient grisâtre. On peut le consommer cru, s'il est jeune et bien frais.

Pour le conserver, placez-le au réfrigérateur sans le laver pendant quelques jours. Pour vérifier s'il est bien cuit, tirez sur une feuille, elle doit se détacher facilement. Il est alors à point.

Attention : cuit, il doit être consommé dans les 24 heures car il donne des moisissures toxiques qui entraînent des troubles digestifs.

Le chou-fleur

Le chou-fleur est connu depuis plus de 2 500 ans. Cette plante potagère aurait probablement une origine européenne.

VALEUR NUTRITIVE :

Cru :
- Eau : 92 %
- Protides : 2 g
- Lipides : 0,2 g
- Glucides : 5 g
- Fibres : 1,8 g

24 calories pour 100 g.

Cuit :
- Eau : 92,5 %
- Protides : 1,9 g
- Lipides : 0,2 g
- Glucides : 4,6 g
- Fibres : 1,8 g

24 calories pour 100 g.

RICHE EN :
- vitamine C, potassium et sels minéraux.

RECOMMANDÉ POUR :
- être le plus digeste des choux.

SES AVANTAGES POUR LA SANTÉ :

Comme tous les légumes de cette variété, il contient beaucoup de vitamine C, surtout non cuit. Pauvre en calories, mais donnant une impression de satiété, il convient bien aux régimes hypocaloriques. Il aurait également des propriétés anticancérigènes, comme tous les légumes de la famille des crucifères.

Ses fibres sont utiles au transit intestinal qu'il facilite, mais il peut provoquer des flatulences et des ballonnements.

CONSEILS :

Choisissez-le blanc crémeux, compact, avec des feuilles bien vertes. Il se mange cru ou cuit. On peut le cuire à l'eau, à la vapeur ou au micro-ondes. Pour un régime minceur, préparez un accompagnement pauvre en calories. Il se conserve réfrigéré et non lavé une dizaine de jours. Cuit, il ne dépasse guère plus de trois jours au réfrigérateur.

On peut le congeler une fois blanchi quelques minutes à l'eau bouillante.

Le brocoli

Ce légume fut cultivé depuis l'Antiquité et développé par les Romains à partir du chou sauvage.

VALEUR NUTRITIVE :
- Eau : 90,7 %
- Protéines : 2,9 g
- Lipides : 0,5 g
- Glucides : 5,2 g
- Fibres : 2,7 g

27 calories pour 100 g.

RICHE EN :
- vitamines C, A (bêta-carotène), magnésium.

RECOMMANDÉ POUR :

-son action préventive sur les cancers.

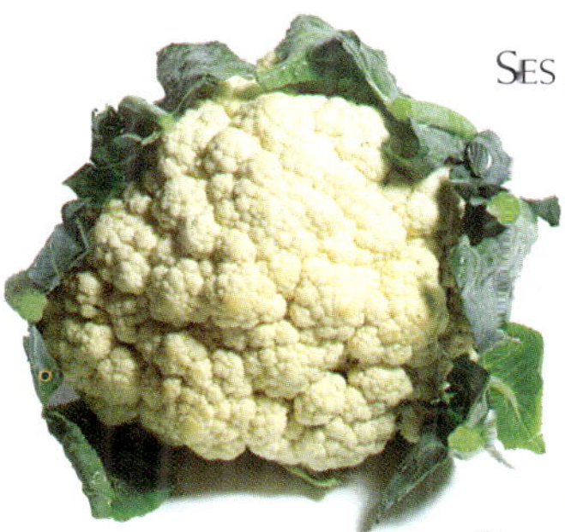

SES AVANTAGES POUR LA SANTÉ :

Riche en vitamine C et en bêta-carotène (métabolisé dans l'organisme en vitamine A), qui sont des anti-oxydants naturels qui auraient une action préventive contre les cancers et les maladies cardio-vasculaires.

Ses substances azotées (indoles) auraient

également un rôle protecteur anticancérigène reconnu. Ses fibres sont utiles au transit intestinal.

CONSEILS :

Recherchez les brocolis bien colorés, sans taches ni flétrissures. Cuisez-les de préférence à l'autocuiseur pour qu'ils conservent leur saveur et leurs vitamines. La tige cuit plus lentement que la tête, mais essayez de le cuire le moins longtemps possible pour garder ses qualités nutritives.

Ils se mangent crus ou cuits. Ils se conservent plusieurs jours au réfrigérateur et peuvent se congeler après avoir été blanchis à l'eau bouillante quelques minutes.

LES LÉGUMINEUSES

Le haricot

Originaire d'une plante d'Amérique centrale et du Sud, le mot «haricot» se rapporte aussi bien au fruit qu'à la graine et à la plante qui les produit. Déjà cultivé il y a plus de 7 000 ans par les peuplades du Mexique et du Pérou, il conquit progressivement toute l'Amérique du Sud. Les explorateurs espagnols le rapportèrent ensuite en Europe où il fut longtemps apprécié pour ses graines consommées fraîches ou sèches. Ce n'est qu'au XVIIIe siècle que l'on commença à préparer les pousses.

Il existe plus de deux cents espèces de couleurs et de variétés différentes.

Les haricots verts ou jaunes sont les plus connus, de même que le haricot blanc, le haricot rouge et le flageolet à écosser.

VALEUR NUTRITIVE :

Haricot frais cru :
- Eau : 90,3 %
- Protéines : 1,8 g
- Lipides : 0,1 g
- Glucides : 7,1 g
- Fibres : 1,8 g

31 calories pour 100 g.

Haricot rouge :
- Eau : 66,9 %
- Protéines : 8,7 g
- Lipides : 0,5 g
- Glucides : 22,8 g
- Fibres : 7,4 g

127 calories pour 100 g.

Haricot blanc sec bouilli :
- Eau : 63 %
- Protéines : 9,7 g
- Lipides : 0,3 g
- Glucides : 25 g
- Fibres : 6,3 g

139 calories pour 100 g.

RICHE EN :
- vitamines B, C, fibres, potassium. Il contient aussi du bêta-carotène.

RECOMMANDÉ POUR :
- les régimes minceur,
- traiter les troubles du système nerveux et les rhumatismes.

SES AVANTAGES POUR LA SANTÉ :

Il contient des vitamines surtout A et C et des sels minéraux. Il est peu énergétique et constitue l'aliment de choix des régimes hypocaloriques.

Les différentes variétés ont sensiblement les mêmes propriétés curatives.

On le dit aussi tonique, dépuratif et anti-infectieux.

Il est également recommandé aux personnes ayant des troubles du système nerveux et des rhumatismes.

En cataplasme, il guérit les morsures d'animaux et les panaris.

Attention : les haricots surgelés perdent à la cuisson la moitié de leur teneur en potassium, vitamines et bêta-carotène.

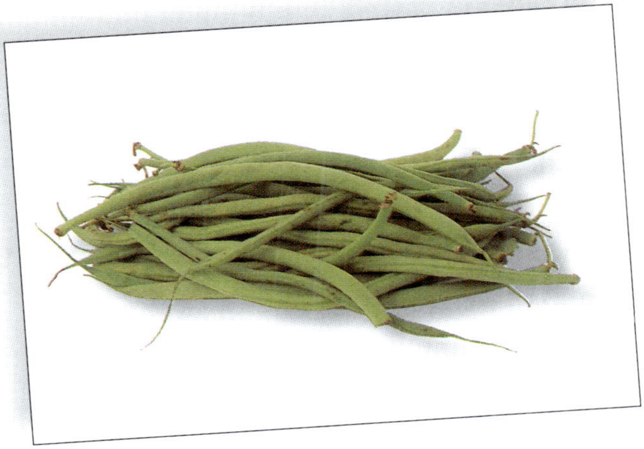

IL EXISTE DE NOMBREUSES VARIÉTÉS DE HARICOTS. UN ALIMENT HYPOCALORIQUE...

LE SAVIEZ-VOUS ?

Le haricot a été découvert par Christophe Colomb sur l'île de Cuba. Il était alors largement cultivé en Amérique du Sud.

En Inde, on attribue aux haricots des pouvoirs bénéfiques sur les relations amoureuses. Au Japon, il est dit qu'il fait fuir les mauvais esprits des maisons.

C'est Catherine de Médicis qui fit connaître le haricot en France.

CONSEILS :

Recherchez les haricots fermes et cassants, bien colorés, sans taches.

Si une goutte apparaît à la casse, c'est qu'il est bien frais. On peut le consommer aussi bien cuit que cru.

Lavez les haricots seulement au moment de les cuire ou de les manger. Cuisez-les le moins longtemps possible pour qu'ils soient plus savoureux.

Conservez-les au réfrigérateur sans les laver. Ils peuvent tenir ainsi quelques jours supplémentaires. Ils se congèlent également, mais leur saveur s'en accommode mal.

La lentille

La lentille est consommée depuis les temps les plus reculés, elle est l'un des premiers aliments à avoir été cultivé. On retrouve sa trace en Egypte il y a plus de 8 000 ans et on la mentionne dans la Genèse.

VALEUR NUTRITIVE :

- Eau : 69,6 %
- Protéines : 9 g
- Lipides : 0,4 g
- Glucides : 20 g
- Fibres : 3,9 g

116 calories pour 100 g.

RICHE EN :

- fer, sels minéraux, fibres, vitamines (B6, B9), phosphore.

RECOMMANDÉE POUR :

- ses qualités nutritives,
- faciliter le transit intestinal.

SES AVANTAGES POUR LA SANTÉ :

C'est un aliment complet, nutritif et bien digéré. C'est aussi une excellente source de fibres, facilitant ainsi le transit intestinal. Elle est recommandée aux intellectuels, sportifs et travailleurs manuels pour ses valeurs nutritives. N'en consommez pas trop si vous faites un régime minceur. On dit aussi qu'elle favorise la sécrétion lactée chez les femmes qui allaitent. Riche en fer, elle est bénéfique en cas d'anémie.

CONSEILS :

Ne pas les faire tremper et éviter une cuisson trop longue. On peut aussi les faire sécher, pour les préparer sous forme de soupes par exemple, ou les utiliser en purée, très nourrissante.

La fève

L'une des plus anciennes légumineuses, sa culture date de la préhistoire. On la retrouve chez les Grecs et Romains anciens comme plat de base. Jusqu'à l'arrivée du haricot, elle resta longtemps la seule légumineuse connue en Europe.

VALEUR NUTRITIVE :
- Eau : 71,5 %
- Protéines : 7,6 g
- Lipides : 0,4 g
- Glucides : 19,6 g
- Fibres : 5,1 g

109 calories pour 100 g.

RICHE EN :
- potassium, magnésium, folacine.

RECOMMANDÉE POUR :
- faciliter le transit intestinal.

SES AVANTAGES POUR LA SANTÉ :

C'est avant tout un aliment riche en fibres et sels minéraux. Quelquefois, le taux élevé des fibres surtout contenues dans la peau trop épaisse peut les rendre indigestes. Si vous les supportez mal, décortiquez-les à la préparation, cela facilite leur digestion. C'est également une bonne source de magnésium et de potassium.

Le pois chiche

Plante herbacée originaire d'Asie ou du Moyen-Orient. C'est un élément de base de l'alimentation en Afrique du Nord.

VALEUR NUTRITIVE :
- Eau : 60 %
- Protéines : 8,9 g
- Lipides : 2,6 g
- Glucides : 27,4 g
- Fibres : 3,5 g

164 calories pour 100 g.

RICHE EN :
- protéines, fibres, potassium, magnésium, sels minéraux, vitamine D.

RECOMMANDÉ POUR :
- ses qualités énergétiques.

SES AVANTAGES POUR LA SANTÉ :

Le pois chiche est très énergétique, grâce à ses protéines et fibres. Il est aussi une bonne source de potassium, fer, phosphore, magnésium et vitamines du groupe B. Comme de nombreuses légumineuses, il constitue un excellent aliment complet.

CONSEILS :

Il faut les faire tremper plus de douze heures et les cuire au minimum deux heures.

Evitez les pois chiches et fèves récoltés depuis plus d'un an.

Le soja

Le soja est le fruit d'une plante annuelle probablement originaire de Mandchourie. On le cultive depuis plus de 4 000 ans dans toute l'Asie. Ce n'est qu'au XVIIe siècle qu'il fut introduit en Europe mais sa culture intensive (surtout aux Etats-Unis) ne date que du XXe siècle.

VALEUR NUTRITIVE :
- Eau : 62,5 %
- Protéines: 16,6 g
- Lipides : 9 g
- Glucides : 9,9 g
- Fibres : 2 g

133 calories pour 100 g.

Le tofu :
- Protéines : 11,5 g
- Lipides : 6,8 g
- Glucides : 3,3 g

120 calories par 100 g.

Le tonyu :
- Protéines : 3,8 g
- Lipides : 2 g
- Glucides : 1,7 g

40 calories pour 100 g.

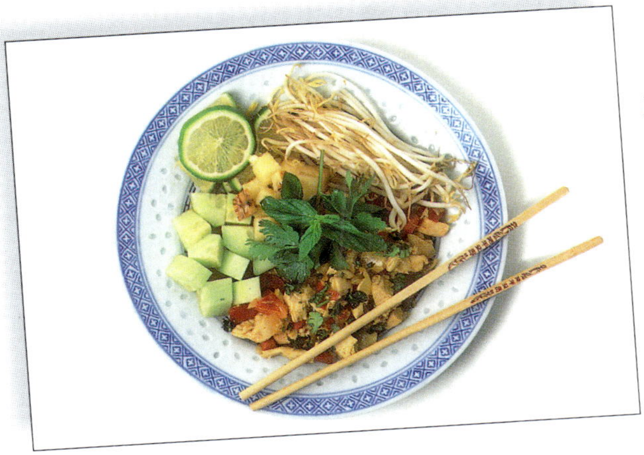

RICHE EN PROTÉINES, EXEMPT DE CHOLESTÉROL, LE SOJA SE PRÊTE À DE MULTIPLES ADAPTATIONS AUX SAVEURS TRÈS VARIÉES...

Dérivés du soja par transformation de la graine. Le tonyu est un liquide à usage multiple obtenu par broyage, cuisson et filtration de la graine transformée. Le tofu est obtenu par coagulation.

RICHE EN :

- protéines, graisses poly-insaturées, potassium, magnésium, fibres.

RECOMMANDÉ POUR :

- traiter les maladies cardio-vasculaires,
- diminuer le taux du cholestérol sanguin,
- la prévention des cancers.

SES AVANTAGES POUR LA SANTÉ :

Le soja et ses dérivés comme le tonyu et le tofu sont très riches en protéines, surtout la lysine. On l'utilise dans les régimes végétaliens en association avec d'autres céréales pour assurer la complémentarité en protéines. 250 g de haricots de soja cuits contiennent autant de protéines que 100 g de viande. Celles-ci ont pour avantage de diminuer le risque de maladies coronariennes. Pauvre en graisses saturées, il aurait une action bénéfique sur le taux de cholestérol et diminuerait le risque d'athérome.

Enfin, certains de ses composés sont potentiellement anticancérigènes, surtout en ce qui concerne les risques de cancer du côlon.

Il a une action bénéfique sur le foie et a des propriétés reminéralisantes et énergétiques. Pauvre en calcium, il ne remplace pas le lait.

Ses deux inconvénients sont, d'une part, le risque d'allergies chez des sujets prédisposés et chez les nourrissons. D'autre part, il diminue l'absorption du fer dans l'organisme.

LE SAVIEZ-VOUS ?

Le terme «soya» utilisé par les francophones d'Amérique du Nord est inspiré du mot anglais «soy» qui vient lui-même du japonais, tandis que le terme «soja» vient de l'allemand. Ce sont les Américains qui sont maintenant les plus grands producteurs mondiaux de soja.

CONSEILS :

Il faut le faire cuire pour neutraliser les substances toxiques qu'il contient. On peut le consommer frais, séché, ou utiliser ses dérivés. Germé, il est plus nourrissant et savoureux que le haricot de soja. Sa farine est utilisée pour lier les sauces, mais ne lève pas, à la différence de la farine de blé.

Le soja : l'un des premiers aliments à être cultivé par l'homme reste encore aujourd'hui un élément de base dans la cuisine de nombreux pays et représente l'une des principales sources de protéines végétales.

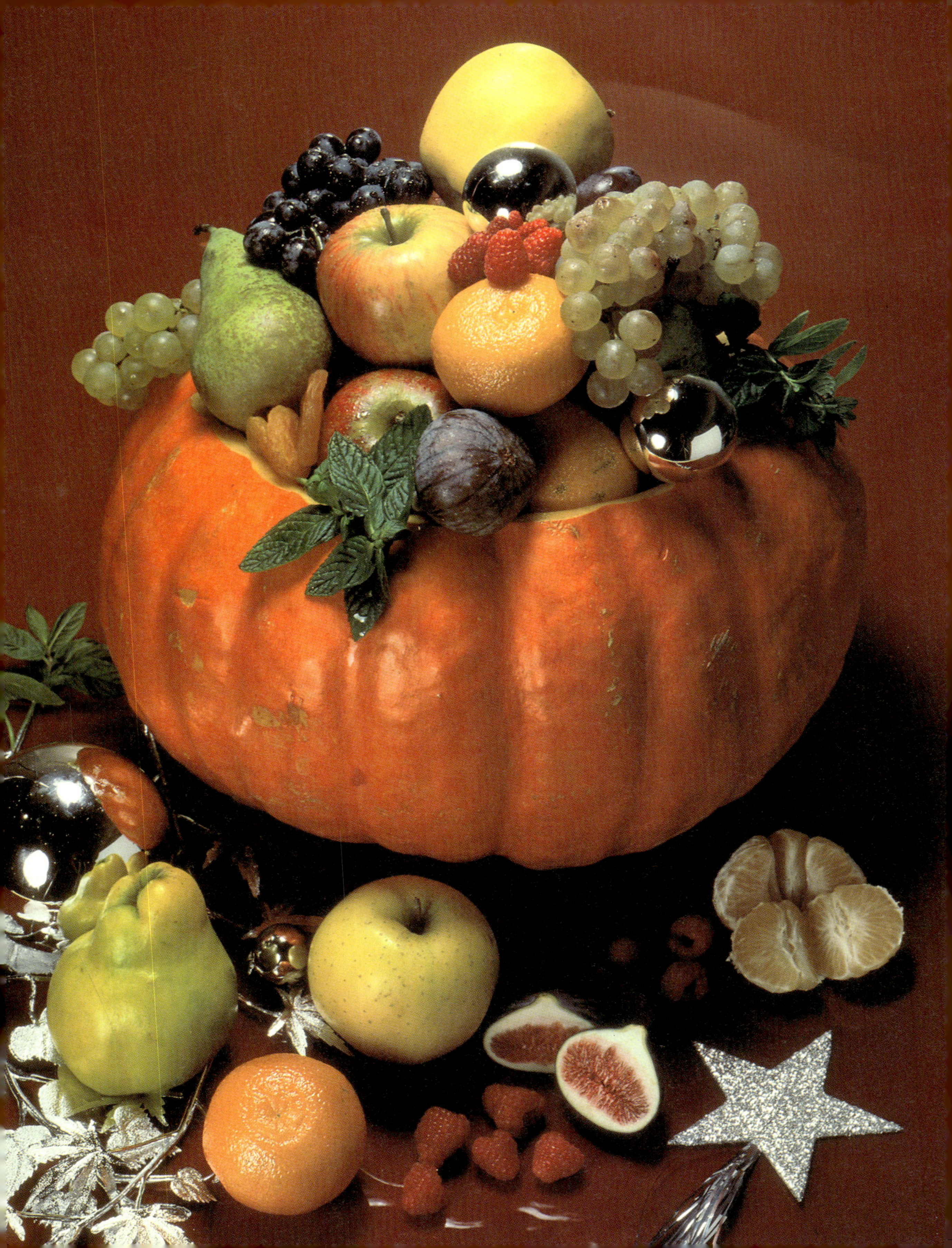

LES FRUITS

De nombreuses variétés,
de toutes les couleurs,
de toutes les saveurs... les fruits.
Il y en a pour toutes les saisons...

LES FRUITS «BAIES»

La fraise

La fraise est l'un des fruits les plus répandus dans le monde.

Le mot «fraise» vient du latin «fragum» qui signifie parfum et de l'ancien français «fraie». De tous temps, la fraise a séduit par sa saveur et son parfum. La fraise des bois est l'ancêtre de la fraise cultivée. Il existe plus de 600 variétés de fraises classées selon leur taille, texture et couleur. Certaines variétés sont originaires d'Amérique du Nord et du Sud.

VALEUR NUTRITIVE :

- Eau : 92 %
- Protéines : 0,6 g
- Lipides : 0,4 g
- Glucides : 7 g
- Fibres : 2,6 g

30 calories pour 100 g.

RICHE EN :

- vitamine C, potassium, magnésium, acide folique.

RECOMMANDÉE POUR :

- soigner les rhumatismes, les états anémiques,
- régulariser les fonctions digestives,
- comme tonique.

SES AVANTAGES POUR LA SANTÉ :

C'est une excellente source en vitamine C et sels minéraux. La fraise a des propriétés dépurative, diurétique, reminéralisante et astringente. Elle est conseillée en période de convalescence et pour les états anémiques. On la recommande aussi pour soigner les rhumatismes et pour régulariser le transit intestinal.

Elle est très efficace en masque de beauté pour redonner éclat et souplesse de la peau.

Attention : certains sujets peuvent déclarer des allergies réactionnelles. D'autre part, ses fibres sont quelquefois indigestes aux colitiques.

LE SAVIEZ-VOUS ?

Pour les Indiens d'Amérique du Nord, si l'âme d'un défunt goûte à la fraise, tout retour dans le monde des vivants est devenu impossible.

Jusqu'à une époque récente, on hésitait à les consommer car on pensait que, poussant au ras du sol, les fraises étaient polluées par les serpents et la bave des crapauds.

CONSEILS :

Lavez les fraises avant de les équeuter. Choisissez-les fermes et brillantes, colorées.

Attention : la fraise est fragile, elle supporte très mal la chaleur, le transport et les manipulations.

On peut les consommer de multiples façons.

Elle est très périssable et ne se conserve pas plus de deux jours au réfrigérateur. Elles se gardent plus facilement si elles ne sont ni lavées, ni entassées.

On peut également les congeler.

Le raisin

C'est l'un des fruits les plus anciens mais aussi le plus répandu dans le monde. On en ignore l'origine exacte. Son existence est retrouvée depuis l'Egypte jusqu'en Chine. Chez les Grecs et les Romains, on le consommait en abondance.
Quant au vin, sa fabrication remonte à la nuit des temps. La vigne est d'ailleurs présente à l'état sauvage dans de nombreuses parties du monde. On divise volontiers le raisin en deux catégories : le raisin de table et le raisin à vin. Il fait partie d'une famille riche de douze genres différents.

VALEUR NUTRITIVE :

- Eau : 81 %
- Protides : 0,7 g
- Lipides : 0,6 g
- Glucides : 18 g
- Fibres : 1,2 g

71 calories pour 100 g.

RICHE EN :

- glucides, potassium, flavonoïdes, sels minéraux.

RECOMMANDÉ POUR :

- ses propriétés énergétiques et reminéralisantes,
- la prévention des cancers et des affections cardiaques.

SES AVANTAGES POUR LA SANTÉ :

Fruit énergétique avec une forte proportion de glucides. Il est conseillé aussi bien aux convalescents qu'aux sportifs.
Faible en vitamines, le raisin noir est par ailleurs riche en flavonoïdes qui neutralisent les radicaux libres et protègent contre certains cancers et affections cardiaques.
Ses flavonoïdes jouent un rôle utile sur la protection des vaisseaux. Sa richesse en potassium le rend diurétique, il est également légèrement laxatif.
Le jus de raisin est utilisé en cure de désintoxication de l'organisme.

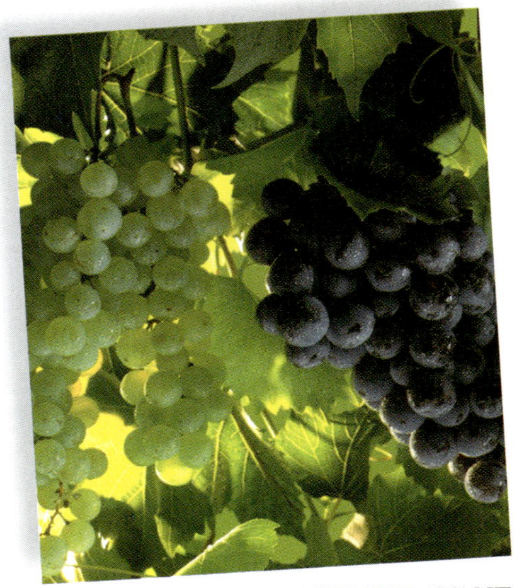

LE RAISIN EST AVANT TOUT UN DÉLICIEUX FRUIT DE SAISON AUX NOMBREUSES PROPRIÉTÉS BÉNÉFIQUES POUR NOTRE SANTÉ.

LE SAVIEZ-VOUS ?

Dans la civilisation grecque, la vigne fut offerte aux hommes par le dieu Dionysos, fils de Zeus et de Sémélé, une mortelle.
Le vin était l'une des principales boissons en Palestine et joue un rôle important dans la Bible, symbole de cette terre que Dieu a offerte aux hommes. Nombreux sont les passages des Evangiles où l'on cite la vigne.

CONSEILS :

Choisir des raisins fermes, intacts et bien colorés. Les raisins jaunâtres sont les plus sucrés. Lavez soigneusement le raisin pour éliminer les traitements chimiques. Il se consomme nature ou en jus. Les feuilles de vigne sont également comestibles (si elles sont non traitées) et utilisées dans la cuisine de certains pays.
Réfrigéré, il se conserve quelques jours. Enlevez les raisins abîmés, le raisin supporte mal la congélation.

La groseille

Fruit de l'arbuste groseillier, c'est l'un des fruits les plus sucrés. Il en existe plus d'une centaine de variétés mais elles se regroupent en deux familles, les «groseilles à grappes» et les «groseilles à maquereau».

VALEUR NUTRITIVE :

- Eau : 84 %
- Protéines : 1,4 g
- Lipides : 0,2 g
- Glucides : 14 g
- Fibres : 4,4 g

55 calories pour 100 g.

RICHE EN :

- vitamines, fibres, potassium, fer, magnésium.

RECOMMANDÉE POUR :

- ses vertus digestives et comme décongestionnant hépatique.

SES AVANTAGES POUR LA SANTÉ :

Elle appartient à la même famille que le cassis qui est toutefois beaucoup plus riche en vitamine C. On la dit apéritive à jeun et digestive après les repas, notamment par son action hépatique. Elle a aussi une action diurétique et laxative, elle est recommandée en cas de constipation.

CONSEILS :

Recherchez les fruits intacts et frais. La groseille se consomme crue ou cuite dans une petite quantité d'eau. Sucrez-les après la cuisson, les groseilles ont des utilisations variées : jus, confitures, gelées et nature.

La mûre

Fruit baie d'une ronce de la même famille que la fraise et la framboise, à ne pas confondre avec les fruits de l'arbre mûrier. La grande majorité des mûres poussent à l'état sauvage et l'on en compte plusieurs centaines de variétés différentes.

VALEUR NUTRITIVE :

- Eau : 86 %
- Protéines : 0,7 g
- Lipides : 0,4 g
- Glucides : 13 g
- Fibres : 4,6 g

51 calories pour 100 g.

RICHE EN :

- vitamine C, potassium, acide folique, niacine.

RECOMMANDÉE POUR :

- traiter la constipation.

SES AVANTAGES POUR LA SANTÉ :

La mûre est laxative. Elle convient bien aux sujets constipés ou souffrant d'entérite. Elle est dépurative et astringente. Elle a en outre des propriétés toniques et rafraîchissantes. On la conseille pour les états de fatigue ou de convalescence.

CONSEILS :

Les mûres sont fragiles, elles supportent mal la chaleur et le transport. Evitez de cueillir les mûres sauvages au bord de route ; celles-ci peuvent être contaminées par la pollution et le plomb du gaz d'échappement des automobiles et elles supportent mal d'être lavées. Les mûres se consomment nature, mais aussi en jus, confitures et gelées.
Réfrigérées, elles se conservent quelques jours seulement. Elles peuvent également se congeler.

La myrtille

La myrtille fait partie de la famille des airelles qui ne compte pas moins de 150 espèces.
Cultivée surtout au Canada et aux Etats-Unis, elle est plus rare en Europe. On la rencontre à l'état sauvage dans les bois.

VALEUR NUTRITIVE :

- Eau : 85 %
- Protides : 0,7 g
- Lipides : 0,4 g
- Glucides : 14 g
- Fibres : 2,3 g

56 calories pour 100 g.

RICHE EN :
- vitamine C, potassium, sodium, fibres et acides.

RECOMMANDÉE POUR :
- ses propriétés de bactéricide naturel.

SES AVANTAGES POUR LA SANTÉ :
Cette propriété bactéricide en fait un médicament naturel contre les entérites, intoxications alimentaires, dysenteries, notamment contre l'escherichia coli, des troubles gastro-intestinaux, des affections urinaires (cystite).
Attention : elle peut provoquer chez les sujets allergiques une poussée d'urticaire.
Elle est également utile pour traiter les diarrhées infantiles. Elle contient du sorbitol, qui a la propriété de stimuler la vésicule biliaire. Enfin, on dit qu'elle joue un rôle protecteur des parois vasculaires.

CONSEILS :
Choisir les myrtilles bien colorées, mais sans moisissures. Passez-les sous l'eau juste avant de les consommer. Elles sont excellentes aussi bien nature qu'en confitures et gelées. Pour les conserver, gardez-les au réfrigérateur sans les laver pendant quelques jours. Elles peuvent se congeler, mais cela affecte leur saveur.

La framboise

Connue depuis des temps très anciens, la framboise, fruit des framboisiers, est probablement originaire d'Asie. Ce n'est que depuis le XVIIe siècle que sa culture s'est peu à peu développée.

VALEUR NUTRITIVE :
- Eau : 87 %
- Protéines : 0,9 g
- Lipides : 0,6 g
- Glucides : 12 g
- Fibres : 4,7 g

49 calories pour 100 g.

RICHE EN :
- fibres, vitamine C, potassium, magnésium.

RECOMMANDÉE POUR :
- ses vertus toniques et rafraîchissantes.

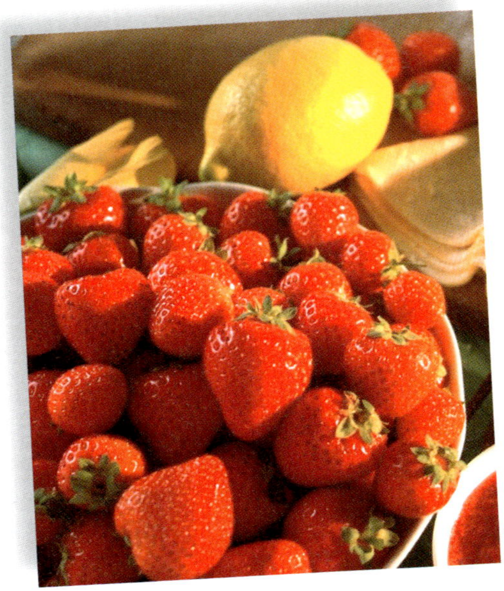

LA FRAISE, UN FRUIT SUCCULENT, MAIS FRAGILE.

SES AVANTAGES POUR LA SANTÉ :
Voilà un délicieux fruit, plein de ressources, riche en vitamine C et sels minéraux. Il stimule l'appétit et la digestion, il est recommandé dans les troubles et paresses gastro-intestinales. Tonique, la framboise est utile en cas de fatigue générale. Elle est dite également sudorifique.
Ce fruit est conseillé pour les rhumatismes et la goutte. Il a des propriétés diurétiques et légèrement laxatives. Ses fibres ne sont pas recommandées toutefois aux colitiques et aux dyspepsiques.

CONSEILS :
La framboise est très fragile, elle supporte mal la chaleur et les transports. Enlevez des barquettes les framboises pourries qui contaminent les autres. Lavez-les seulement si nécessaire car elles se ramollissent une fois mouillées. Délicieuses nature, elles se mangent également en coulis, confitures, gelées, jus. Elles sont très périssables ; réfrigérées et non lavées, elles ne se conservent que quelques jours. Elles se congèlent facilement, nature ou en coulis.

LES FRUITS À NOYAU ET À PÉPINS

La pomme

On retrouve la trace de la pomme aussi bien en Egypte qu'en Palestine, 1 000 ans avant J.-C. L'arbre fruitier serait originaire d'Asie du Sud-Ouest, il est l'un des plus répandus dans le monde. Les Romains, au VIe siècle avant J.-C., connaissaient déjà plus de trente variétés de pommes. Il en existe de nos jours plusieurs milliers et pour toutes les occasions : certaines sont d'été, d'autres d'hiver. Certaines pommes sont plus volontiers destinées à la consommation de table, d'autres pour la cuisson ou les jus.

VALEUR NUTRITIVE :

- Eau : 84 %
- Protéines : 0,2 g
- Lipides : 0,4 g
- Glucides : 15 g
- Fibres : 2,2 g

59 calories pour 100 g.

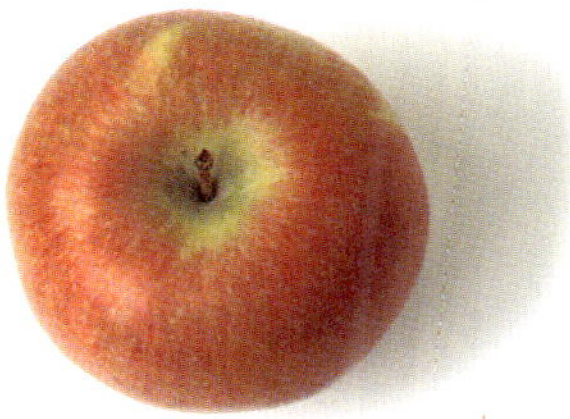

RICHE EN :

- vitamine C.

RECOMMANDÉE POUR :

- les régimes amaigrissants,
- régulariser le transit intestinal,
- diminuer le taux de cholestérol.

SES AVANTAGES POUR LA SANTÉ :

C'est un excellent coupe-faim peu calorique tout en étant tonique et antifatigue, ce qui en fait le fruit de choix des régimes hypocaloriques. La pomme régularise le transit intestinal. Elle a un effet bénéfique sur le taux de cholestérol. Elle est diurétique, antidiarrhéique. C'est un bon décongestionnant lymphatique. Elle est également utile dans les affectations rhumatismales. Son sucre, le fructose, aide au maintien du taux de glycémie dans le sang et à la prévention de l'hypoglycémie. La pomme est une bonne source de vitamine C. Crue, elle nettoie les dents et désinfecte la bouche.

LE SAVIEZ-VOUS ?

Un proverbe dit : «Une pomme par jour éloigne le médecin.»

Surnommée le fruit défendu, du péché originel, la pomme se nomme en latin «pomum», ce qui signifie fruit, désignant ainsi tous les fruits issus des arbres. Une polémique rapporte une erreur de traduction dans la Bible entre malum (pomme) et malus (mal). Le récit de la création disant seulement : «elle en prit un fruit» (Gen 3.6).

CONSEILS :

Choisir la pomme ferme, bien colorée, sans meurtrissures. Bien la laver avant consommation pour éliminer les conservateurs chimiques. Cuite ou crue, sa consommation est très variée.

Elle se conserve facilement quelques semaines au réfrigérateur. Pour la garder plus longtemps, placez-la dans un endroit obscur et très frais. Elle se congèle bien en purée, mais moins facilement crue. Arroser les pommes de jus de citron empêche leur brunissement.

La prune

La prune serait originaire de Chine. Les espèces sont très nombreuses à travers le monde ; on en compte plusieurs centaines de variétés avec des couleurs, formes et saveurs très différentes.

VALEUR NUTRITIVE :

- Eau : 85 %
- Protéines : 0,8 g
- Lipides : 0,6 g
- Glucides : 13 g
- Fibres : 1,6 g

55 calories pour 100 g.

RICHE EN :

- vitamine E, potassium, fibres, vitamines C et A.

RECOMMANDÉE POUR :

- sa pauvreté en calories (pour les régimes),
- ses qualités énergétiques et désaltérantes.

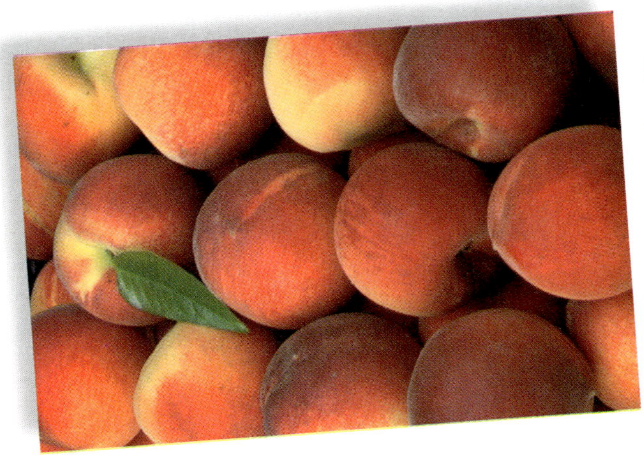

LA PÊCHE, UN FRUIT QUI COMPORTE DE NOMBREUX AVANTAGES SANTÉ, SURTOUT S'IL EST CONSOMMÉ NATURE. IL EST TRÈS DIGESTE ET REPRÉSENTE UNE EXCELLENTE SOURCE DE VITAMINES.

SES AVANTAGES POUR LA SANTÉ :

Elle serait réputée pour avoir des propriétés laxatives et diurétiques. Utile comme désintoxiquant, favorisant les fonctions d'élimination de l'organisme et comme décongestionnant hépatique. C'est également un bon stimulant énergétique. Sa forte quantité de vitamine E pourrait protéger l'organisme contre les effets du vieillissement.

CONSEILS :

La prune se mange crue ou cuite. Veillez à ne pas les cuire trop longtemps. Déshydratée, elle devient le pruneau très concentré en glucides et à fort pouvoir énergétique. Les fibres du pruneau sont également utiles pour traiter les problèmes de constipation.

Laissez-la mûrir à l'air ambiant ; mûre, elle se conserve une semaine environ au réfrigérateur. Si vous voulez la congeler, retirez au préalable son noyau pour éviter la conservation du goût amer.

La pêche

La pêche est le fruit du pêcher, originaire de Chine. Les Chinois, qui la cultivèrent bien avant les Occidentaux, pensaient qu'elle pouvait rendre immortel. Ses variétés sont nombreuses.

VALEUR NUTRITIVE :

- Eau : 88 %
- Protides : 0,7 g
- Lipides : 0,1 g
- Glucides : 11 g
- Fibres : 1,6 g

43 calories pour 100 g.

RICHE EN :

- vitamine C, vitamine A, potassium, fibres.

RECOMMANDÉE POUR :

- ses propriétés énergétiques,
- faciliter le transit intestinal.

SES AVANTAGES POUR LA SANTÉ :

Energétique grâce à ses glucides, elle apporte pourtant peu de calories. Elle se digère facilement et a des vertus laxatives et diurétiques. Ses fibres facilitent le transit intestinal. Elle est riche en vitamines C et A. Elle est conseillée pour les digestions difficiles et en cas de calculs rénaux.

CONSEILS :

Ces vitamines se trouvent en grande partie dans sa peau, mais celle-ci est souvent traitée pour sa conservation ; aussi lavez-les soigneusement au préalable.

Attention : la pêche pourrit facilement, même non mûre. Pour la peler, plongez-la une minute dans l'eau bouillante. Elle se mange nature ou cuite, confite ou en conserve. Les pêches au sirop ont un apport calorique beaucoup plus élevé que les pêches nature.

Laissez-les mûrir à température ambiante ; à

maturité, elles se conservent un peu plus longtemps au réfrigérateur. Elles se congèlent facilement, de préférence sans le noyau qui lui donnera un goût amer. En conserve, elle perd 4/5e de ses vitamines.

La poire

Connue depuis les temps immémoriaux, cultivée par les Egyptiens, Grecs et Romains, la poire, fruit du poirier, serait originaire d'Asie de l'Ouest. Elle n'apparut en France qu'au Moyen Age. Il en existe de nombreuses variétés de formes, saveurs et couleurs différentes. C'est un fruit de toutes saisons.

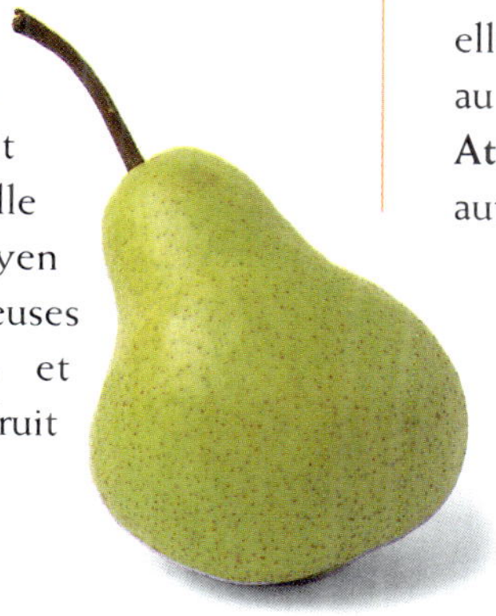

VALEUR NUTRITIVE :

- Eau : 84 %
- Protides : 0,4 g
- Lipides : 0,4 g
- Glucides : 15 g
- Fibres : 2,6 g

59 calories pour 100 g.

RICHE EN :

- fibres, potassium, glucides.

RECOMMANDÉE POUR :

- faciliter la digestion,
- ses qualités énergétiques et rafraîchissantes.

SES AVANTAGES POUR LA SANTÉ :

C'est l'un des fruits les mieux tolérés par l'organisme et le moins allergène. C'est une bonne source d'énergie et reminéralisante.

Diurétique, on recommande la poire en cas de rhumatismes, goutte, arthritisme. Elle peut être consommée par les diabétiques. Elle a un pouvoir de régularisation du transit intestinal et a des effets bénéfiques sur la pression artérielle. On la dit également légèrement sédative.

CONSEILS :

Choisissez vos poires en fonction de la saison. Prenez-les à maturité. Consommez-la immédiatement. Une fois coupée, sa chair savoureuse s'oxyde à l'air. Son utilisation est très variée, qu'elle soit crue ou cuite. Elle est fragile et pourrit facilement.

Laissez-les mûrir à température ambiante. A point, elles se conservent quelques jours supplémentaires au réfrigérateur.

Attention : elles absorbent facilement l'odeur des autres aliments.

Le coing

Fruit du cognassier, un petit arbre qui pousse dans les pays chauds, il est probablement originaire d'Iran. Dans l'Antiquité, on le considérait comme un symbole d'amour et de fertilité.

Le coing était apprécié des Grecs et des Romains.

VALEUR NUTRITIVE :

- Eau : 84 %
- Protides : 0,4 g
- Lipides : 0,1 g
- Glucides : 15 g
- Fibres : 1,7 g

58 calories pour 100 g.

RICHE EN :

- potassium, vitamine C, sels minéraux, fibres.

RECOMMANDÉ POUR :

- traiter les diarrhées.

SES AVANTAGES POUR LA SANTÉ :

Ses protéines forment dans l'intestin un gel qui ralentit le transit intestinal et qui est très efficace contre les diarrhées. Il est apéritif et régularise la digestion. On le recommande dans les insuffisances hépatiques.

En usage externe, on l'utilise pour traiter les gerçures et irritations.

CONSEILS :

Il est particulièrement indiqué pour les préparations des gelées et confitures. Il est difficilement mangeable cru à cause de sa chair dure et âpre. Choisir des fruits très mûrs, même s'ils sont parfois tachés, ce qui n'est pas très important puisqu'on le réserve à la cuisson. Laissez mûrir le coing à température ambiante. Réfrigéré, il se garde plusieurs semaines. Evitez de le congeler.

L'abricot

Fruit de l'abricotier, originaire de Chine, où il est consommé depuis plus de 4 000 ans. Il fut introduit en Occident par Alexandre le Grand, mais c'est grâce aux Arabes qu'il se répandit en Méditerranée. L'abricot a souffert au début d'une mauvaise réputation car on prétendait qu'il provoquait la fièvre.

VALEUR NUTRITIVE :

- Eau : 86 %
- Protéines : 1,4 g
- Lipides : 0,4 g
- Glucides : 11 g
- Fibres : 0,6 g

48 calories pour 100 g.

RICHE EN :

- bêta-carotène, précurseur de la vitamine A, potassium, fibres, vitamine C.

RECOMMANDÉ POUR :

- faire le plein de vitamine A.

SES AVANTAGES POUR LA SANTÉ :

C'est le bêta-carotène précurseur de la vitamine A qui lui donne sa couleur si particulière. Seulement deux abricots suffisent à couvrir nos besoins quotidiens en vitamine A. Cette vitamine est notamment utile pour améliorer la vision crépusculaire, car elle entre dans le pigment de la rétine. Elle est également bien connue en cosmétologie. Elle joue aussi un rôle protecteur de la peau et des muqueuses.

Elle agit comme antioxydant naturel qui retarde les effets du vieillissement. On dit l'abricot antianémique et ouvrant l'appétit. Frais, il serait plutôt antidiarrhéique et laxatif à sec. C'est un bon tonique en cas d'asthénie physique ou intellectuelle.

Il est en plus un équilibrant nerveux et régularise le sommeil.

Si vous êtes sportif, consommez des abricots secs au moment de l'effort, ils vous fourniront les éléments nutritifs nécessaires.

CONSEILS :

Choisissez-les intacts, fermes au toucher. Ils peuvent se consommer crus ou cuits, ou déshydratés. Pour les peler, plongez-les au préalable une demi-minute dans l'eau bouillante. Les abricots sont savoureux également en compote, jus et gelée. Lavez-les au dernier moment. Pour mieux les conserver, retirez les abricots meurtris. Laissez-les mûrir à température ambiante.

A maturité, ils se conservent une semaine environ au réfrigérateur. Ils peuvent se congeler facilement, mais il est alors préférable de retirer le noyau à cause de l'amertume. Pelez-les après blanchiment préalable.

La cerise

On trouve la cerise, le fruit du cerisier, depuis la préhistoire sur une grande partie du globe, mais on pense qu'elle est originaire d'Asie. Le cerisier est de la même famille que l'abricotier, le prunier et le pêcher. On les classe généralement en cerises douces, acides et sauvages.

VALEUR NUTRITIVE :

- Eau : 81%
- Protéines : 1,2 g
- Lipides : 1 g
- Glucides : 17 g
- Fibres : 1,6 g

72 calories pour 100 g.

RICHE EN :

- potassium, glucides, fibres, magnésium, vitamine P.

RECOMMANDÉE POUR :

- ses vertus énergétiques.

SES AVANTAGES POUR LA SANTÉ :

La présence de sorbitol, eau et potassium fait de la cerise un fruit connu pour ses propriétés diurétiques et laxatives. Pour ces mêmes raisons, on utilise souvent sa queue en infusion. Elle est donc tout particulièrement indiquée pour les pléthores, l'obésité, la constipation, la goutte, les calculs rénaux.

Elle est également reminéralisante, énergétique, elle est utile pour soulager les rhumatismes et l'arthrite.

CONSEILS :

Choisissez-les mûres car elles cessent de mûrir une fois cueillies. Lavez-les sans les faire tremper, évitez de boire de l'eau après avoir mangé des cerises pour ne pas faire gonfler la cellulose dans l'estomac. Délicieuses nature, on consomme également les cerises cuites, sèches, confites, en confiture, en compote, en jus, en vin, en eau-de-vie (kirsch)...

Placez-les au réfrigérateur à maturité car elles sont périssables. Eloignez-les des autres aliments car elles absorbent facilement les odeurs environnantes.

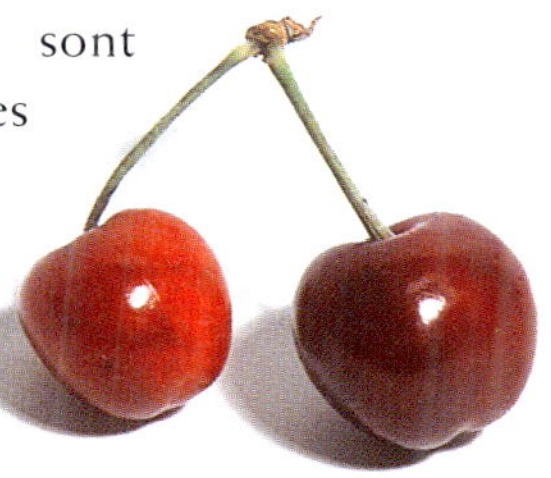

Les fruits à noyau et à pépins comme la pomme, la prune, la pêche, la poire, le coing, la cerise sont, selon les saisons, les meilleurs compléments alimentaires d'un régime équilibré et varié.

LES AGRUMES

L'orange

Fruit de l'oranger, originaire de Chine, l'orange est l'un des fruits les plus consommés dans le monde. Elle apparut en Europe rapportée des premières croisades de Palestine mais c'est au XVe siècle que sa culture se généralise et elle reste consommée comme un fruit de luxe jusqu'au XIXe siècle.

VALEUR NUTRITIVE :

- Eau : 87 %
- Protides : 0,9 g
- Lipides : 0,2 g
- Glucides : 12 g
- Fibres : 0,4 g

47 calories pour 100 g.

RICHE EN :

- vitamines C, A, potassium, calcium.

RECOMMANDÉE POUR :

- pallier les carences vitaminiques (surtout en hiver).

SES AVANTAGES POUR LA SANTÉ :

C'est un fruit peu calorique, riche en vitamines et sels minéraux. Il est tonique, reminéralisant et renforce les défenses naturelles. L'orange est digeste, légèrement laxative et diurétique. Elle agit également comme antioxydant, neutralisant les radicaux libres susceptibles de jouer un rôle dans la prévention de certains cancers et certaines maladies cardio-vasculaires.

L'action de sa vitamine C est renforcée par son acidité naturelle. Grâce à sa vitamine C, le jus d'orange permet une meilleure absorption du calcium contenu dans le lait et les laitages. Enfin, sa vitamine PP joue un rôle de protection pour les capillaires sanguins.

CONSEILS :

Choisir les fruits lourds et sans taches. Son utilisation est très variée. Elle se mange crue ou cuite, en marmelade, en confiture.

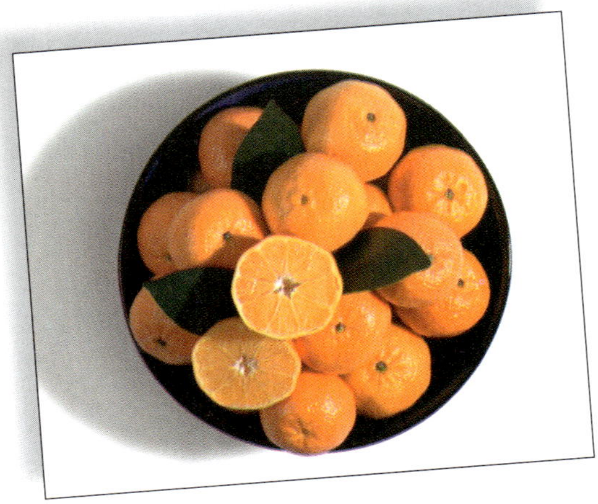

L'ORANGE : UNE EXCELLENTE SOURCE DE VITAMINE C QUE L'ON PEUT CONSOMMER EN TOUTE SAISON.

Elle se garde à température ambiante une semaine et quelques jours supplémentaires si on la place au réfrigérateur. Son jus peut se congeler.

Le citron

Fruit du citronnier, originaire de Chine ou d'Inde, cultivé en Asie depuis très longtemps, il fut introduit en Europe par les Arabes qui l'implantèrent en Espagne. C'est au XVe siècle qu'il se répandit dans toute l'Europe et devint familier des cuisines.

VALEUR NUTRITIVE :

- Eau : 89 %
- Protides : 1 g
- Lipides : 0,3 g
- Glucides : 9,3 g
- Fibres : 2,1 g

29 calories pour 100 g.

RICHE EN :

- vitamine C, vitamine B, sels minéraux.

RECOMMANDÉ POUR :

- sa teneur en vitamine C,
- renforcer les défenses de l'organisme et comme antiseptique naturel.

SES AVANTAGES POUR LA SANTÉ :

C'est une excellente source de vitamines C avec des propriétés antioxydantes. Antifatigue, il renforce les défenses de l'organisme.

Par ailleurs, le citron a de nombreuses propriétés curatives. Il est antirhumatismal, diurétique, antigoutteux, fébrifuge, reminéralisant.

C'est un puissant antiseptique, utile dans de nombreuses affections pulmonaires, intestinales...

En usage externe, il calme et désinfecte les plaies d'insectes.

CONSEILS :

Choisissez-le ferme et lourd. Plus sa peau adhère, avec des teintes de vert, plus il est acide. Son utilisation est très variée en cuisine. Il remplace avantageusement le vinaigre.

On peut le garder à température ambiante une semaine et quelques jours supplémentaires s'il est réfrigéré. Le zeste et le jus peuvent se congeler.

Le pamplemousse

Fruit du pamplemoussier, originaire d'Asie depuis plus de 4 000 ans, il est populaire en Inde, Japon, Chine, Thaïlande et en Israël mais il est également apparu en Europe. Diverses variétés existent avec des couleurs, formes et saveurs différentes.

VALEUR NUTRITIVE :

- Eau : 89 %
- Protides : 0,7 g
- Lipides : traces
- Glucides : 9,6 g
- Fibres : 0,4 g

37 calories pour 100 g.

RICHE EN :
- vitamine C, potassium.

RECOMMANDÉ POUR :
- être un excellent tonique et apéritif,
- les régimes hypocaloriques.

SES AVANTAGES POUR LA SANTÉ :

Comme tous les agrumes, il est riche en vitamine C. Un-demi fruit couvre les deux tiers des besoins journaliers. Il est reconnu pour être apéritif et tonique. Il facilite la digestion, c'est également un bon draineur hépatique et rénal. Il a une action favorable sur l'hypertension. La vitamine PP qu'il contient protégerait contre la fragilité des petits vaisseaux sanguins.

On le recommande dans les régimes hypocaloriques car il aurait la propriété de brûler les graisses superflues. Toutefois, attention aux régimes exhaustifs car le pamplemousse est exempt d'un bon nombre d'éléments indispensables à l'organisme comme les protéines par exemple, ce qui pourrait entraîner à la longue une fonte de la masse musculaire.

CONSEILS :

Choisissez le pamplemousse lourd et rond. Il peut se manger cru, cuisiné et confit. Il se conserve bien à température ambiante plusieurs semaines. Son jus et le zeste peuvent se congeler.

La mandarine

Fruit du mandarinier, originaire de Chine, elle fut longtemps cultivée exclusivement en Asie avant de se répandre en Europe au XIXe siècle surtout dans les régions méditerranéennes.

VALEUR NUTRITIVE :
- Eau : 88 %
- Protides : 0,6 g
- Lipides : 0,2 g
- Glucides : 11 g
- Fibres : 1 g

44 calories pour 100 g.

RICHE EN :
- vitamine C, potassium, vitamine A.

RECOMMANDÉE POUR :
- être une bonne source de vitamine C, appréciée notamment des enfants.

SES AVANTAGES POUR LA SANTÉ :

Riche en vitamine C, la consommation de deux mandarines permet de couvrir les besoins journaliers. On trouve sur le marché des agrumes nouveaux, hybrides des mandarines et d'autres fruits aux propriétés nutritives similaires. Elle aurait également une action sédative sur le système nerveux, mais serait moins riche en sels minéraux qu'une orange. Son goût agréable en fait un fruit apprécié des enfants.

CONSEILS :

Achetez vos mandarines intactes, fermes et sans taches. Elles se consomment nature le plus souvent.

Réfrigérées, elles se gardent facilement une à deux semaines.

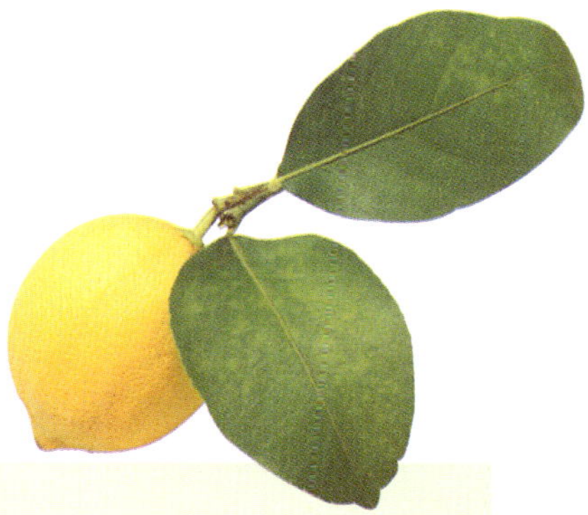

Vous pouvez trouver en toute saison des agrumes : orange, citron, pamplemousse, mandarine, pour confectionner vos jus ou compléter vos repas afin de vous apporter le plein de vitamines, sels minéraux et oligo-éléments. Digestes et appréciés des enfants, ils sont les éléments indispensables à une alimentation saine et équilibrée.

LES MELONS

Le melon

Probablement originaire d'Asie, on cultive le melon en Europe depuis le début de l'ère chrétienne. Il en existe de nombreuses variétés mais elles nécessitent chaleur et soleil pour sa culture, que l'on retrouve dans un grand nombre de pays.

VALEUR NUTRITIVE :

- Eau : 90 %
- Protides : 0,5 g
- Lipides : traces
- Glucides : 8 à 9 g

35 calories pour 100 g.

RICHE EN :

- vitamine C, vitamine A (bêta-carotène).

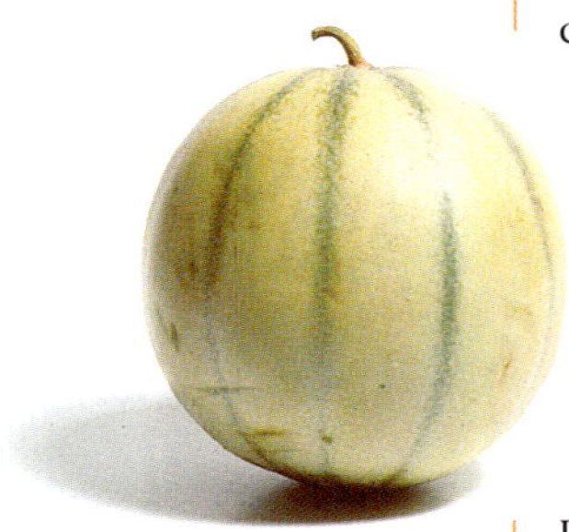

RECOMMANDÉ POUR :

- la prévention des maladies dégénératives.

SES AVANTAGES POUR LA SANTÉ :

Le melon à chair orangée contient plus de vitamine C et de bêta-carotène que le melon à chair jaune ou verte. Ces deux substances ont des propriétés antioxydantes qui permettent de prévenir certains cancers et maladies cardio-vasculaires.

Il peut stimuler les fonctions rénales et a des propriétés diurétiques.

On le recommande en cas de rhumatismes, de goutte, de lithiase urinaire.

Il peut parfois irriter le transit intestinal, surtout s'il n'est pas assez mûr.

Il est conseillé aux personnes souffrant d'entérite et de fragilité intestinale.

CONSEILS :

Choisir le melon mûr et à point qui émet un son creux quand on le frappe légèrement avec la paume de la main. Prenez-le lourd et sans meurtrissures. On le consomme le plus souvent tel quel, quelquefois en jus ou en purée pour faire des crèmes glacées.

Les melons sont très fragiles, laissez-les mûrir à température ambiante, puis conservez-les au réfrigérateur en les couvrant pour éviter qu'ils diffusent une forte odeur aux aliments voisins. Il peut se congeler, mais perd de sa saveur.

La pastèque

C'est une variété de melon probablement originaire d'Afrique. Il en existe plus de cinquante variétés sur le marché. Elle est fortement appréciée dans les pays chauds grâce à sa haute teneur en eau (95%).

VALEUR NUTRITIVE :

- Eau : 92 à 95 %
- Protéines : 0,6 g
- Lipides : 0,4 g
- Glucides : 7 g

31 calories pour 100 g.

RICHE EN :

- eau, peu de glucides, sels minéraux, vitamine C.

RECOMMANDÉE POUR :

- ses qualités rafraîchissantes et désaltérantes.

SES AVANTAGES POUR LA SANTÉ :

Manger une pastèque, c'est avant tout une façon de se rafraîchir et de consommer de l'eau d'une manière agréable. La pastèque donne en plus des sensations de satiété qui peuvent être utiles si vous désirez faire un régime minceur. Rafraîchissante, elle est appréciée par temps chaud. Elle est dépurative et favorise également l'élimination des déchets de l'organisme.

CONSEILS :

Il est très difficile de savoir si une pastèque sera savoureuse sans pouvoir l'ouvrir, ni goûter sa chair. Choisissez-la de préférence si elle émet un son sourd quand on la frappe légèrement de la paume de la main comme pour le melon, c'est un bon signe de maturité. Elle se mange surtout nature. Dans certains pays, son écorce se consomme confite. Si elle n'est pas encore mûre, laissez-la à température ambiante jusqu'à maturité et placez-la ensuite au réfrigérateur pour la conserver un peu plus longtemps. Si elle est entamée, protégez-la d'une fine pellicule de plastique pour que sa chair ne s'altère pas.

LES FRUITS TROPICAUX

La banane

Fruit du bananier, originaire d'Asie, elle resta longtemps un aliment marginal en Europe puisque, poussant essentiellement dans les pays tropicaux, son transport et sa conservation n'étaient pas aisés. Son développement et son essor se sont radicalement transformés au début du XXe siècle du fait de l'amélioration des moyens techniques en vue de sa conservation.

VALEUR NUTRITIVE :

- Eau : 74 %
- Protides : 1 g
- Lipides : 0,5 g
- Glucides : 23 g

92 calories pour 100 g.

RICHE EN :

- potassium, glucides, vitamines C, B6, magnésium, fibres.

RECOMMANDÉE POUR :

- sa grande valeur nutritive.

SES AVANTAGES POUR LA SANTÉ :

Verte, son amidon la rend peu comestible et entraîne des troubles digestifs qui n'existent pas quand elle est mûre. A maturité, ses fibres sont alors utiles au transit intestinal qu'elle aide à réguler. Sa teneur en calcium et en sels minéraux en font un reminéralisant qui est également conseillé aux sportifs avant et après l'effort. On dit qu'elle est aussi nourrissante que la pomme de terre et la viande. Elle est recommandée aussi bien aux travailleurs manuels qu'intellectuels et en période de convalescence. Par contre, les diabétiques la consommeront avec modération, à cause de sa teneur en sucres rapides. Elle est recommandée pour les enfants car elle développe le système osseux et favorise la croissance.

En usage externe, on l'utilise en masque de beauté pour retrouver l'éclat naturel du visage.

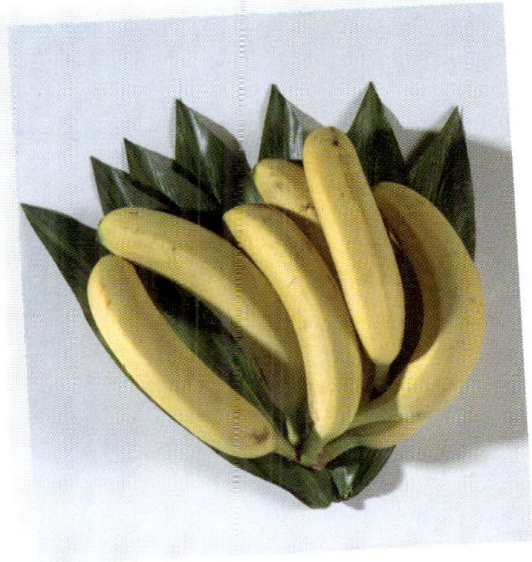

LA BANANE, UN FRUIT DÉLICIEUX ET ÉNERGÉTIQUE QUE L'ON PEUT TROUVER EN TOUTE SAISON.

CONSEILS :

Choisir les bananes intactes, pas trop dures, et laissez-les mûrir à point. Pelez-les au dernier moment car elles s'oxydent à l'air. Ses préparations sont variées, mais elle est généralement consommée nature. Placée au réfrigérateur à moins de 12° C, elle arrête de mûrir. Il faut donc la conserver à température ambiante si on veut qu'elle mûrisse.

A maturité, elle se conserve quelques jours supplémentaires réfrigérée, elle peut également se congeler.

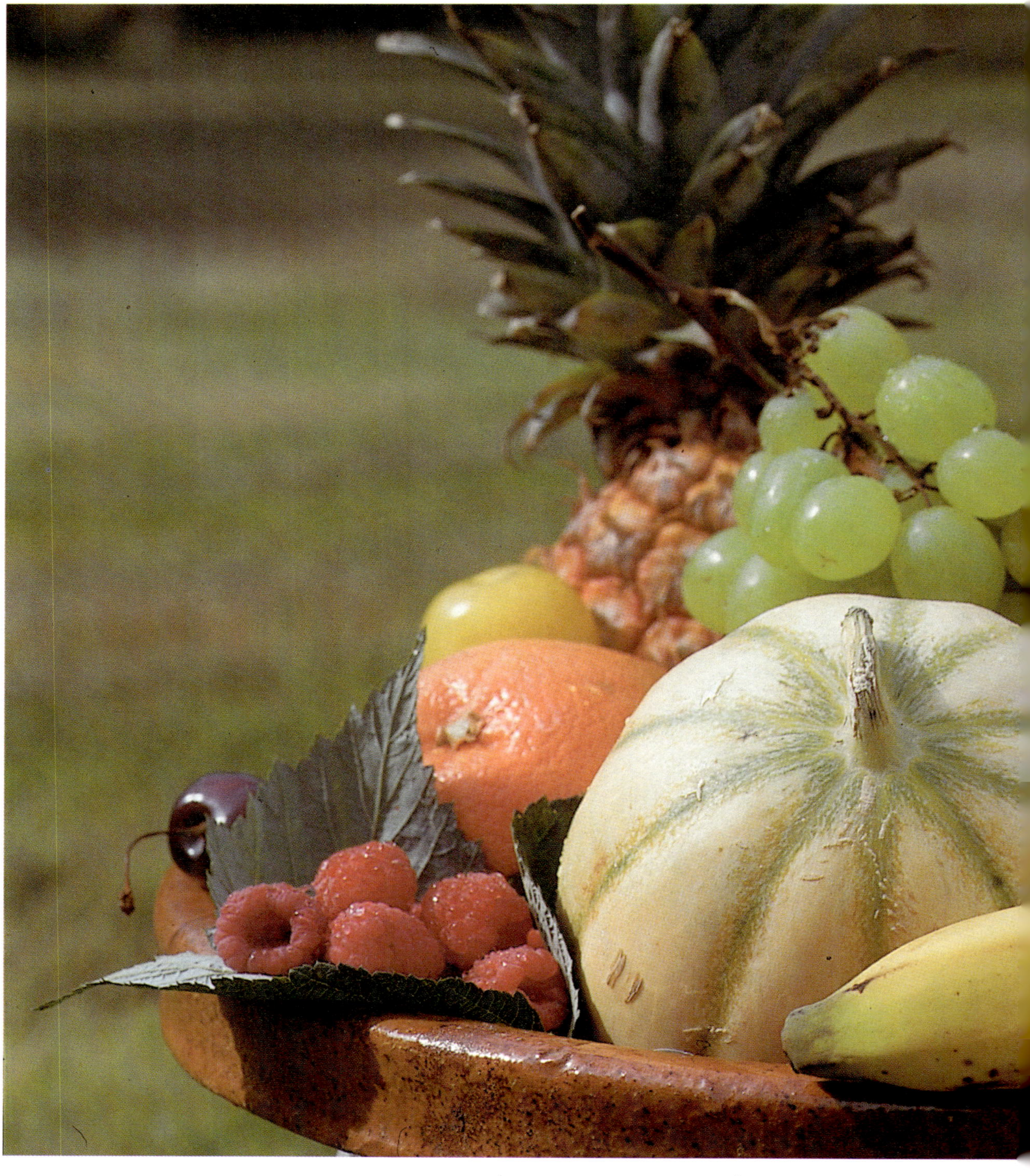

N'hésitez pas à manger plusieurs fruits par jour

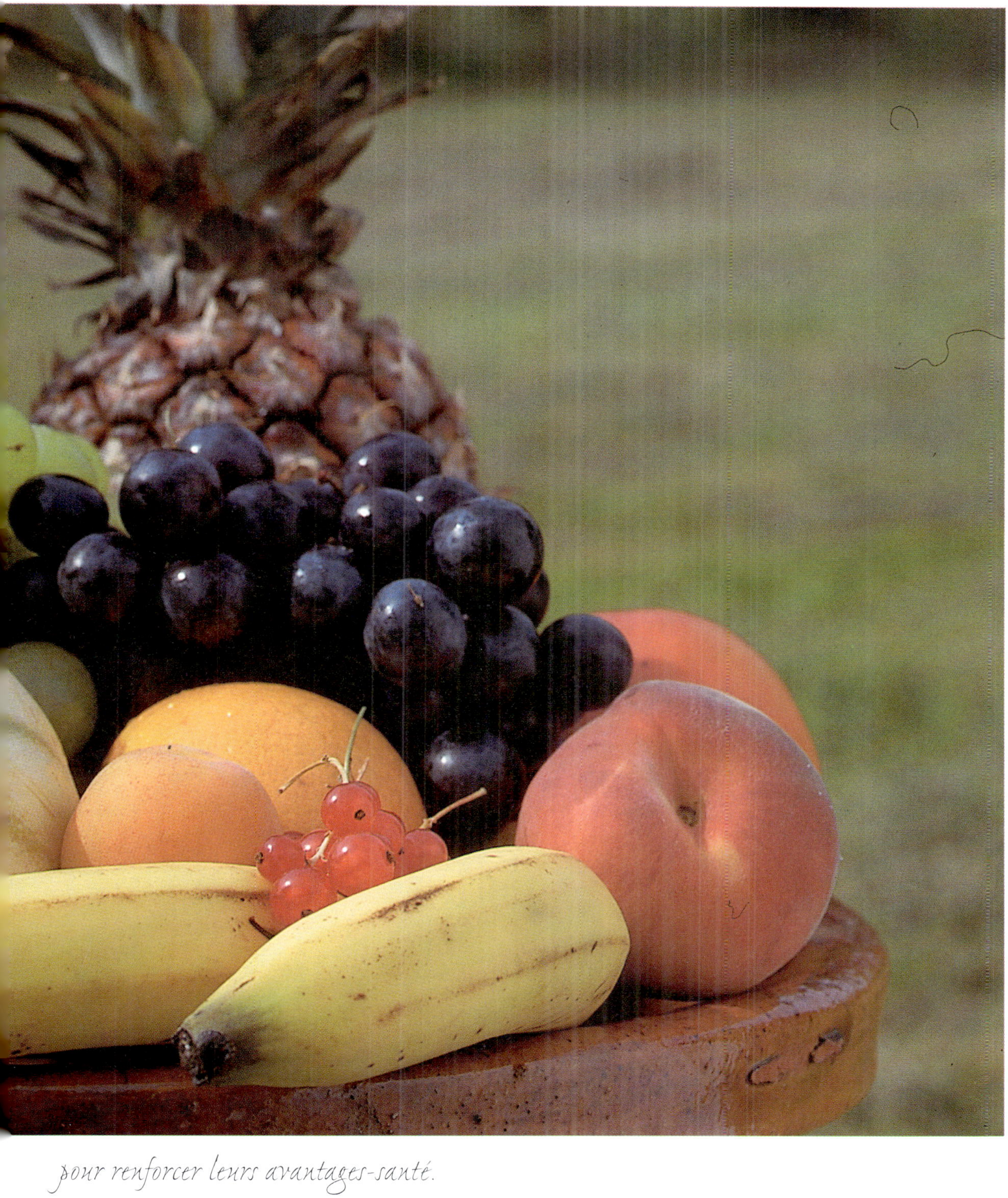

pour renforcer leurs avantages-santé.

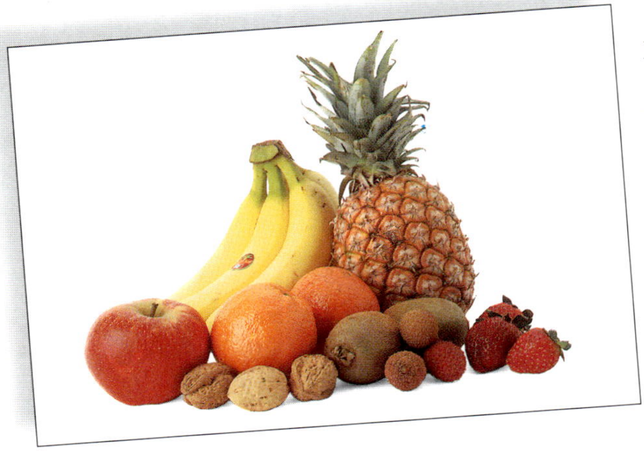

LES FRUITS, CONSOMMÉS NATURE, EN JUS, COCKTAILS OU COULIS, FONT PARTIE DES ALIMENTS INDISPENSABLES POUR RESTER EN BONNE SANTÉ. INCLUEZ-LES TOUS LES JOURS DANS VOS MENUS QUOTIDIENS SELON LES SAISONS.

L'ananas

Fruit d'une plante probablement originaire du Brésil. Il appartient à la grande famille des broméliacées qui comprend plusieurs centaines d'espèces. Christophe Colomb l'a découvert en 1494 lors de son voyage en Guadeloupe. C'est en 1733, en France, que date sa première culture sous serre mais il a fallu attendre les progrès des transports modernes et de conservation pour qu'il se développe véritablement dans toute l'Europe.

VALEUR NUTRITIVE :

- Eau : 87 %
- Protéines : 0,4 g
- Lipides : 0,5 g
- Glucides : 12 g
- Fibres : 0,5 g

50 calories pour 100 g.

RICHE EN :

- vitamine C, vitamine A (bêta-carotène), potassium, magnésium.

RECOMMANDÉ POUR :

- faciliter la digestion.

SES AVANTAGES POUR LA SANTÉ :

On dit l'ananas diurétique, stomachique et désintoxiquant. Il contient une enzyme, la broméläine, qui facilite la digestion des protéines. Cette propriété disparaît quand il est cuit.

Contrairement à la croyance répandue, la broméläine n'a aucune action sur les graisses proprement dites.

Sa richesse en fibres aide à lutter contre la paresse intestinale et la constipation.

Enfin, il est aussi une bonne source de vitamine C et de sels minéraux notamment utiles en période de convalescence, de déminéralisation ou de croissance.

Attention : l'ananas peut provoquer également des réactions allergiques.

CONSEILS :

Choisissez-le lourd et sans taches. Attention, contrairement aux autres fruits, une fois cueilli, il s'arrête de mûrir. On peut le préparer de diverses façons mais il est excellent nature.

Il peut se gâter s'il est conservé à une température inférieure à 7°. Laissez-le à l'air 15 minutes avant de le consommer pour qu'il soit meilleur.

Au réfrigérateur, on peut le garder trois ou quatre jours. Congelé, il perd de sa saveur.

Le kiwi

Fruit d'origine chinoise, on l'appelle Yangtao ou groseille de Chine. Il fut introduit en Occident au début du XXe siècle par les Néo-Zélandais qui lui donnèrent son nom. Depuis, son succès n'a cessé d'être croissant et il est cultivé dorénavant dans de très nombreux pays y compris la France.

VALEUR NUTRITIVE :

- Eau : 83 %
- Protides : 1 g
- Lipides : 0,4 g
- Glucides : 15 g
- Fibres : 3,4 g

61 calories pour 100 g.

RICHE EN :

- vitamine, potassium, fibres solubles, magnésium.

RECOMMANDÉ POUR :

- sa grande richesse en vitamine C.

SES AVANTAGES POUR LA SANTÉ :

Il contient plus de vitamine C que l'orange ou le citron. 100 g suffisent pour couvrir les besoins journaliers. C'est également une bonne source de potassium. On le dit diurétique et il aurait une action bénéfique sur l'hypertension artérielle. Il contient la même enzyme que l'ananas, la broméläine, qui aide à la digestion des protéines. Ses fibres solubles font baisser le taux de cholestérol.

CONSEILS :

Choisissez-le mûr mais encore ferme, il est délicieux nature. Il peut se cuire, mais cuisez-le le moins possible pour garder ses valeurs nutritives. Son jus est excellent. Il est à point lorsqu'il cède légèrement à la pression des doigts. Laissez-le mûrir à l'air ambiant. On peut le conserver deux à trois semaines au réfrigérateur, à maturité.

Le fruit de la passion

Il est le fruit d'une plante originaire du Brésil. Ce sont les Espagnols qui lui donnèrent son nom. Il en existe de nombreuses variétés.

VALEUR NUTRITIVE :

- Eau : 73 %
- Protéines : 2,2 g
- Lipides : 0,7 g
- Glucides : 23 g

97 calories pour 100 g.

RICHE EN :

- vitamine C, potassium, sodium, vitamine A, sels minéraux.

RECOMMANDÉ POUR

- traiter les spasmes et douleurs abdominales.

SES AVANTAGES POUR LA SANTÉ :

Le fruit de la passion est antispasmodique. Il est utile dans toutes les formes de spasmes et les douleurs gastro-intestinales. Il est également légèrement narcotique. Enfin, ses graines seraient vermifuges.

CONSEILS :

Choisissez le fruit de la passion lourd et sans meurtrissures. Il se mange bien mûr, il est très parfumé et convient dans de nombreux desserts. Il peut se cuire en gelée ou en confitures. Au réfrigérateur, on peut le garder environ une semaine. Il peut également se congeler.

La figue

Fruit du figuier, probablement d'origine méditerranéenne, elle est connue tant comme aliment que pour ses vertus thérapeutiques depuis l'Antiquité. Elle était très appréciée des Grecs et des Romains qui répandirent sa culture en Europe. Il existe plus de 150 variétés cultivées dans de nombreux pays. Les plus courantes sont les figues noires, les vertes et les violettes.

VALEUR NUTRITIVE :

- Eau : 79 %
- Protides : 0,8 g
- Lipides : 0,4 g
- Glucides : 19 g
- Fibres : 3,3 g

74 calories pour 100 g.

Séchée :

- Eau : 29 %
- Protides : 3 g
- Lipides : 1,2 g
- Glucides : 65 g
- Fibres : 9,3 g

255 calories pour 100 g.

RICHE EN :

- potassium, fibres et sels minéraux.

RECOMMANDÉE POUR :

- traiter la constipation.

SES AVANTAGES POUR LA SANTÉ :

Les fibres de la figue favorisent le transit intestinal et sa pectine tend à réduire le cholestérol sanguin. La figue est un excellent fruit contre la constipation et pour l'irritation gastro-intestinale (colites). La figue sèche qui est plus riche en potassium, magnésium, calcium est plus nutritive que la figue séchée.

CONSEILS :

Choisir les figues fraîches, pas trop molles, sans être trop dures, et à la queue encore ferme. On peut la manger fraîche ou déshydratée.

Au réfrigérateur, on peut les conserver un ou deux jours, mais elles sont fragiles et absorbent facilement les odeurs des autres aliments.

La mangue

Fruit du manguier, originaire d'Inde. Elle a une longue histoire vieille de plus de 6 000 ans. Elle se répandit peu à peu d'Asie dans les autres pays du monde grâce, en partie, aux Portugais.

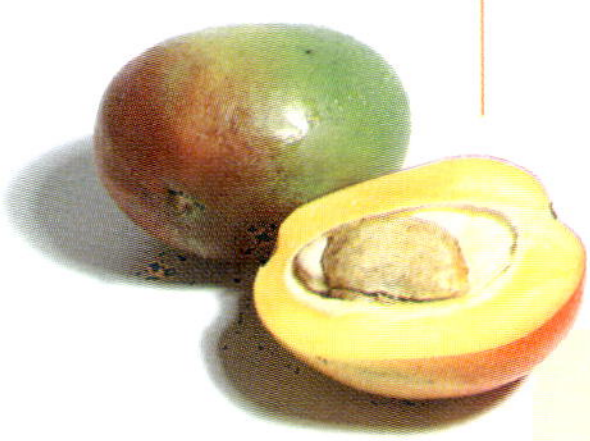

VALEUR NUTRITIVE :

- Eau : 82 %
- Protides : 0,5 g
- Lipides : 0,3 g
- Glucides : 17 g

65 calories pour 100 g.

RICHE EN :

- vitamine C, vitamine A (bêta-carotène), potassium.

RECOMMANDÉE POUR :

- la prévention des maladies dégénératives et des signes du vieillissement.

SES AVANTAGES POUR LA SANTÉ :

Ses vitamines C et A ont pour rôle de renforcer les défenses de l'organisme en luttant contre les radicaux libres.

Attention : si vous faites un régime minceur, elle contient beaucoup de sucre.

On la dit également légèrement laxative.

Sa peau peut provoquer des irritations et des allergies cutanées chez certaines personnes.

CONSEILS :

Mûre, elle doit céder à une légère pression des doigts. Si vous la choisissez non mûre, elle sera trop acide. Enlevez la peau irritante pour la bouche avant de la consommer. La mangue se mange nature, mais on peut la cuire en confiture ou l'intégrer dans certains mets tropicaux. Placée à maturité au réfrigérateur, elle se conserve une à deux semaines supplémentaires. Il faut la cuire si vous désirez la congeler. Quand la température est trop basse, elle ne mûrit plus.

Les moyens de conservation et de transport modernes nous permettent désormais de profiter pleinement des saveurs et vertus de nombreux fruits exotiques et tropicaux que l'on trouve facilement sur les étals des marchés.

LES NOIX, GRAINES ET FRUITS SECS

Les raisins secs

Ils sont obtenus par déshydratation des raisins. Autrefois, ils étaient séchés au soleil ; ils le sont aujourd'hui artificiellement. De nombreuses variétés sont utilisées. Véritables concentrés d'énergie, puisque les raisins ont perdu plus de 90% de leur eau. Ils sont très riches en potassium, calcium, magnésium, zinc, vitamines C et A et fer.

VALEUR NUTRITIVE :

- Eau : 15 %
- Protides : 3,0 g
- Lipides : 0,5 g
- Glucides : 5,0 g
- Fibres : 3,7 g

300 calories pour 100 g.

LEURS AVANTAGES POUR LA SANTÉ :

Les raisins secs sont très nourrissants et recommandés pour leurs apports nutritionnels aux sportifs devant accomplir une performance physique.

Les noisettes - noix - amandes - cacahuètes

Ces fruits oléagineux sont très riches en protéines, complémentaires des protéines animales ; celles-ci sont moins bien utilisées par l'organisme, car elles sont déficientes en méthionine, cystine, lysine.
Ils sont très riches en lipides, surtout insaturés, ce qui leur confère une haute valeur calorique.

VALEUR NUTRITIVE :

Amandes
- Protides : 19,0 g
- Lipides : 53,5 g
- Glucides : 4,5 g

176 calories pour 100 g.

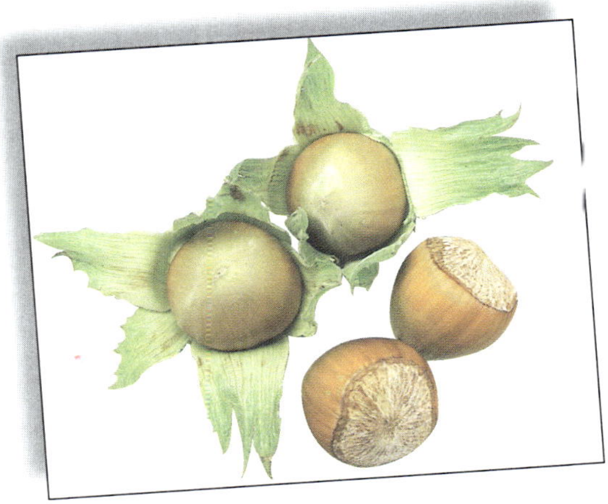

LA NOISETTE, UN FRUIT OLÉAGINEUX QUE L'ON RENCONTRE DANS NOS FORÊTS ET QUI REPRÉSENTE UNE BONNE SOURCE DE VITAMINE E.

Cacahuètes
- Protides : 25,3 g
- Lipides : 49,0 g
- Glucides : 8,6 g

577 calories pour 100 g.

Noix
- Protides : 14,5 g
- Lipides : 63,8 g
- Glucides : 10,5 g

674 calories pour 100 g.

Noisettes
- Protides : 13,0 g
- Lipides : 62,0 g
- Glucides : 9,0 g

646 calories pour 100 g.

LEURS AVANTAGES POUR LA SANTÉ :

Leur teneur en lipides insaturés et en fibres est intéressante pour lutter contre le mauvais cholestérol et aide à régulariser le transit intestinal.

Elles jouent un rôle dans la prévention des troubles cardio-vasculaires.

Noisettes et amandes sont riches en vitamine E. La cacahuète en vitamines PP, la noix en acide folique. Elles sont également riches en fer.

Attention : chez l'enfant, la cacahuète est le premier allergène. Elle a la particularité d'engendrer une allergie souvent durable dans le temps et sévère.

CONSEILS :

On peut consommer ces fruits oléagineux frais, leur teneur en eau fait qu'ils sont alors moins caloriques pour un poids identique.

La noix de coco

Fruit du cocotier, elle pousse dans tous les pays tropicaux.

VALEUR NUTRITIVE :

Pour 500 g, fraîche :
- Protides : 1,7 g
- Lipides : 16,8 g
- Glucides : 7,6 g
- Fibres : 4,5 g

177 calories.

Pour 500 g, sèche :
- Protides : 3,5 g
- Lipides : 32,3 g
- Glucides : 12,2 g
- Fibres : 2,6 g

330 calories.

SES AVANTAGES POUR LA SANTÉ :

La noix de coco est extrêmement grasse, elle est une bonne source de potassium, de magnésium, d'oligo-éléments et de fibres. On la dit laxative et diurétique. Elle se consomme fraîche ou séchée. Son huile est riche en graisses saturées, qui risquent d'augmenter le taux de cholestérol et donc d'exposition aux risques cardio-vasculaires.

CONSEILS :

- Conservez la pulpe fraîche et le lait au réfrigérateur. Conservez la noix de coco séchée dans un endroit sec et frais.

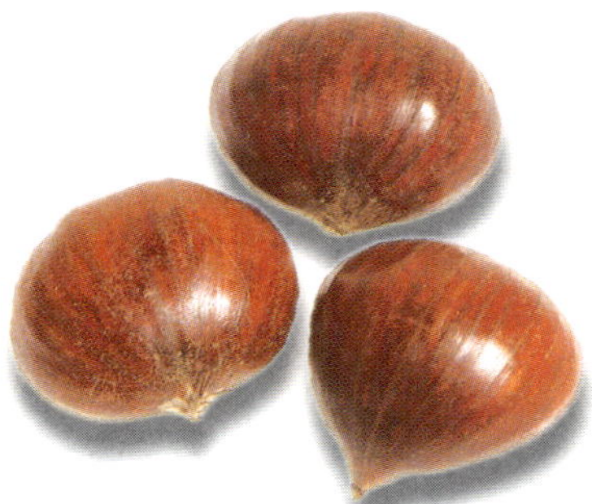

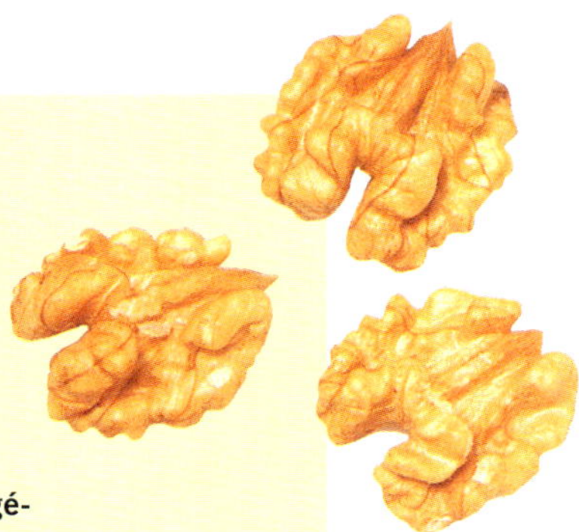

Les noix, graines et fruits secs sont riches en protéines, fibres et vitamine E, excellentes sources de magnésium, d'acide gras polyinsaturé (dans la noix), de vitamine PP (dans la cacahuète), et très énergétiques, d'une grande valeur calorique, même s'ils ont les inconvénients d'être gras et de provoquer parfois des allergies chez les sujets sensibles.

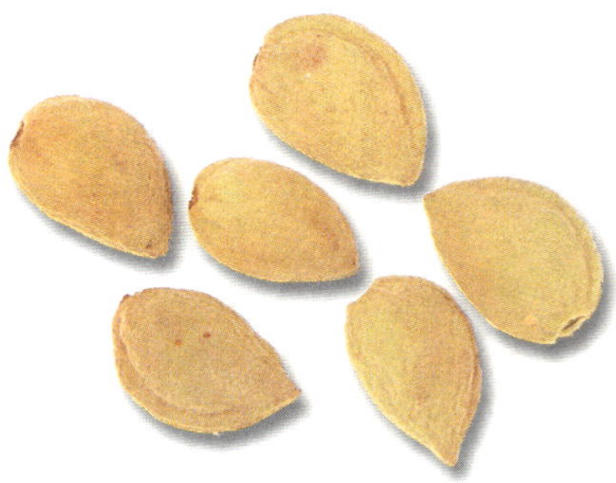

LES FRUITS SECS, D'UNE HAUTE VALEUR ÉNERGÉTIQUE, SONT PARTICULIÈREMENT RECOMMANDÉS AUX SPORTIFS.

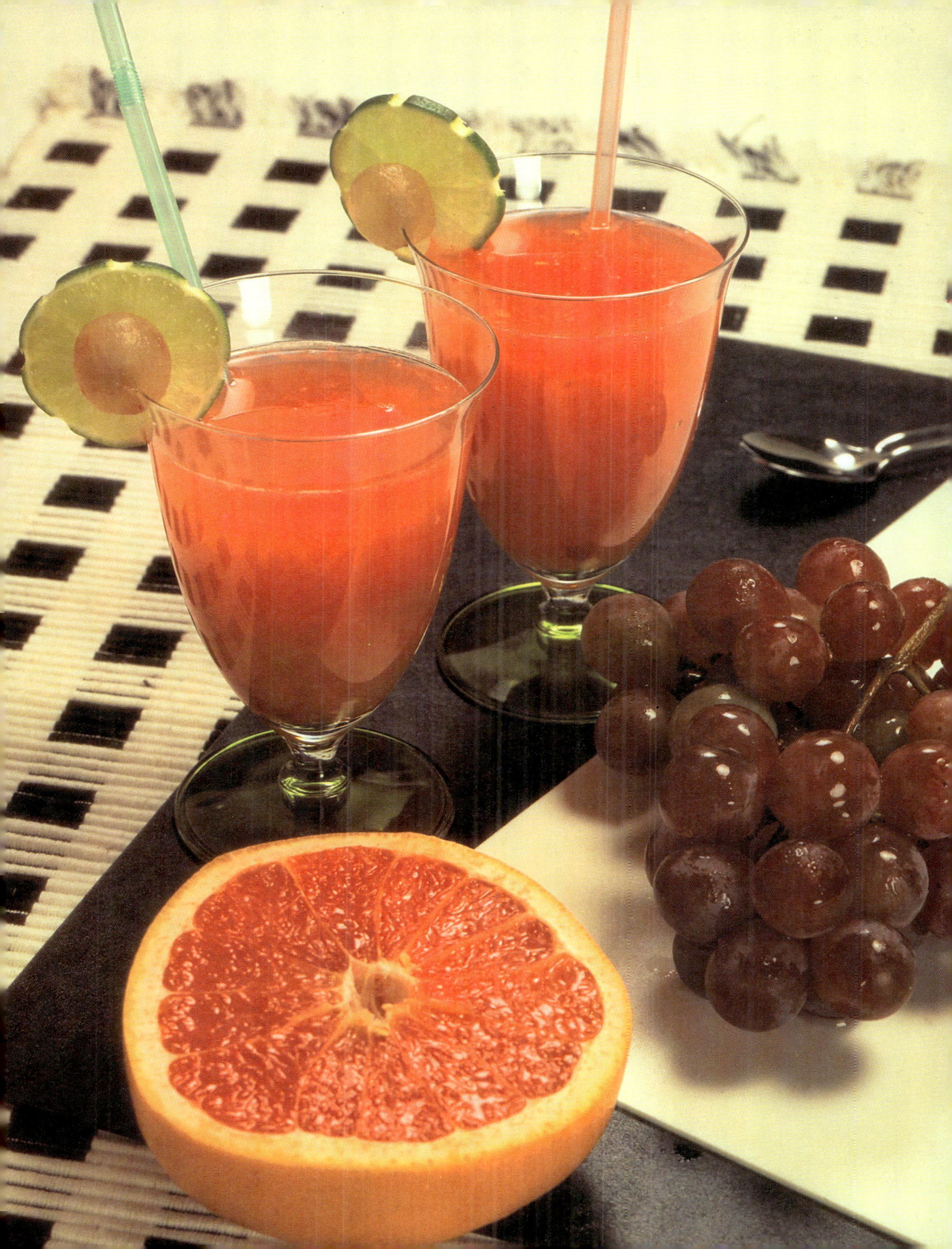

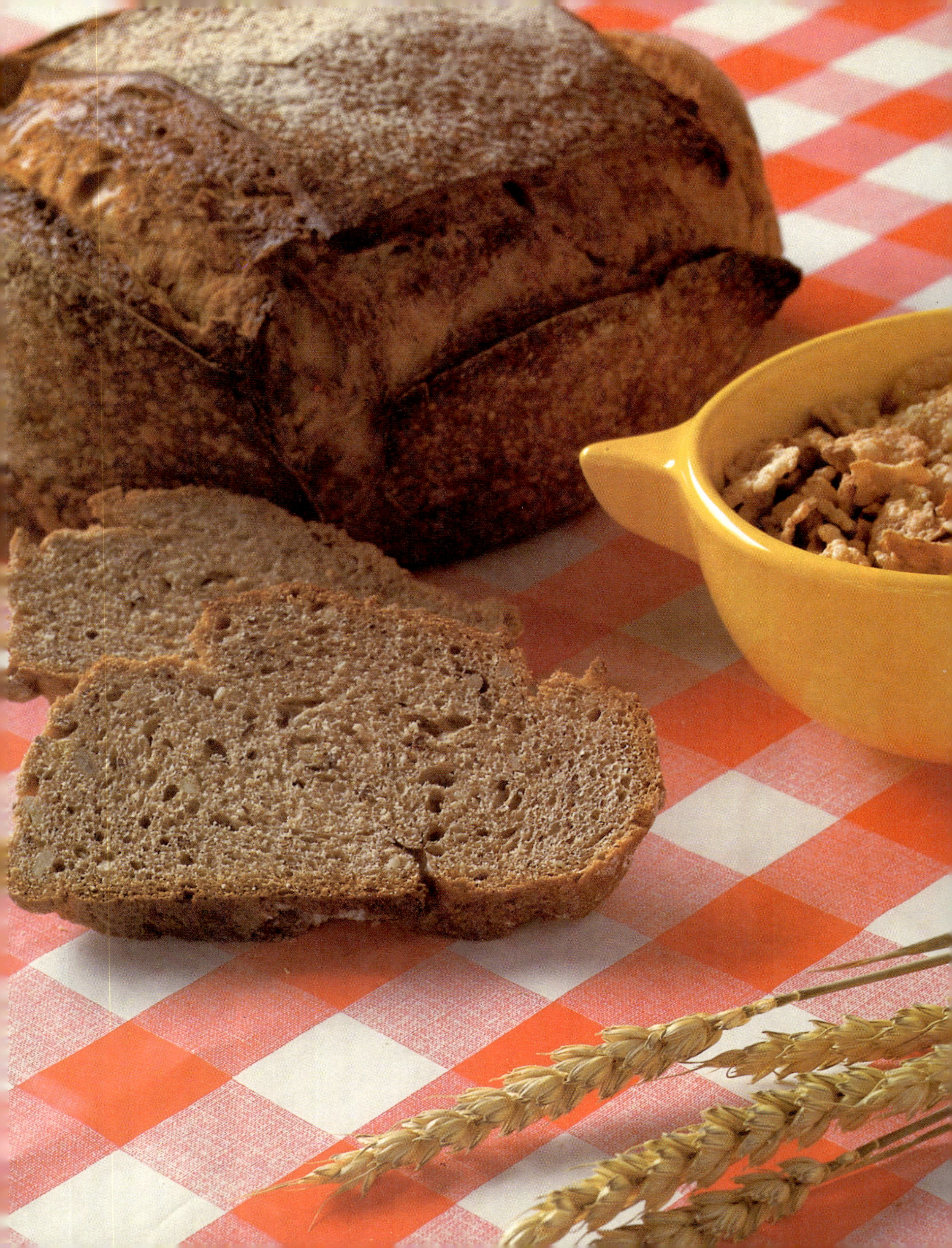

LES CÉRÉALES

Les éléments indispensables de notre alimentation de base.
Du petit déjeuner au dessert : un atout pour la santé.

Le blé

Originaire d'Asie Mineure, c'est avec le riz la céréale majeure de l'alimentation humaine. Il est consommé depuis les temps préhistoriques. Le rayonnement de plusieurs civilisations est étroitement lié à son développement et aux progrès de sa culture. Il pousse partout dans le monde. L'espèce «triticum vulgare» ou «blé tendre» est la plus cultivée avec près de 90% de l'ensemble de la production.
Le grain de blé comprend l'amande, le son qui la recouvre et le germe qui est l'embryon de la plante.

VALEUR NUTRITIVE :

- Eau : 11,1 %
- Protéines : 6,9 g
- Lipides : 2,9 g
- Glucides : 15,5 g
- Fibres : 4,5 g

108 calories pour 30 g.

Blé durum :

- Eau : 10,9 %
- Protides : 19,2 g
- Lipides : 1,9 g
- Glucides : 53,3 g

254 calories pour 30 g.

Couscous cuit :

- Eau : 72,6 %
- Protides : 3,8 g
- Lipides : 0,2 g
- Glucides : 23,2 g
- Fibres : 1,4 g

Le blé se consomme sous différentes formes, grains entiers, concassés, blé soufflé, flocons, semoule, couscous, boulghour, pour les plus courantes.
Complètement pulvérisé, il devient la farine ; complète, elle est de loin la plus intéressante sur le plan nutritionnel.

RICHE EN :

- glucides complexes, magnésium, potassium, zinc, vitamines B6, E, fibres, sels minéraux, oligo-éléments.

RECOMMANDÉ POUR :

- sa valeur énergétique,
- sa richesse en fibres régularisant le transit intestinal,
- comme reminéralisant en périodes d'asthénie, grossesse, convalescence,
- traiter les colites.

SES AVANTAGES POUR LA SANTÉ :

Comme toutes les céréales, le blé possède une bonne valeur énergétique. Ses graisses peu abondantes sont également un atout. Il contient des sels minéraux, oligo-éléments, vitamines B et E dans le germe.
Le germe de blé est donné avec profit dans des états de déminéralisation, d'asthénie, en période de croissance et de convalescence. Le son est particulièrement efficace dans les colites et comme régulateur du transit intestinal. Il facilite également la digestion.

INCONVÉNIENTS :

Certaines personnes peuvent présenter des allergies au gluten contenu dans le blé.

LE SAVIEZ-VOUS ?

On surnomme le grain de blé «l'œuf végétal» tant il contient d'ingrédients nécessaires à notre santé.

CONSEILS :

Préférez les céréales complètes aux céréales raffinées qui sont appauvries en fibres pour un rapport énergétique identique. Elles perdent également 10% de potassium, 65% de fer, 90% des vitamines.

L'avoine

Son origine est incertaine. Elle ne fut guère consommée à ses débuts car on l'utilisait essentiellement pour nourrir les animaux.

Elle souffrit par ailleurs de la réputation d'être une mauvaise herbe. A partir de l'ère chrétienne, elle devint peu à peu un aliment de base et un médicament naturel. C'est aujourd'hui la troisième céréale la plus consommée dans le monde.

VALEUR NUTRITIVE :

- Eau : 8,9 %
- Protides : 4,3 g
- Lipides : 1,7 g
- Glucides : 18,1 g
- Fibres : 2,8 g

104 calories pour 30 g.

RICHE EN :

- Protéines, lipides, fibres, sels minéraux.

RECOMMANDÉE POUR :

- sa valeur énergétique (notamment en période de croissance et de fatigue).

SES AVANTAGES POUR LA SANTÉ :

C'est la céréale la plus riche en protéines et lipides, ce qui lui confère des propriétés très énergétiques. On la recommande aux asthéniques et aux sportifs ainsi qu'aux enfants en cours de croissance.

Elle est également recommandée aux diabétiques pour ses qualités hypoglycémiantes. L'avoine et surtout le son d'avoine a également la propriété de faire baisser un taux de cholestérol sanguin trop élevé.

Ses fibres régularisent le transit intestinal.

Enfin, elle agirait contre la stérilité et l'impuissance.

CONSEILS :

On peut consommer cette céréale de différentes manières. Contrairement à d'autres céréales, elle conserve ses éléments nutritifs en cas de décortiquage car le son adhère à l'amande. En flocons, on l'utilise pour préparer des potages ou du porridge. La farine d'avoine ne lève pas à la cuisson car elle est dépourvue de gluten. Il faut alors la mélanger à la farine de blé pour préparer du pain par exemple. On utilise cette céréale dans diverses préparations : muesli, crêpes, biscuits, pour épaissir la soupe, pour faire de la bière...

Le riz

Le riz est l'une des plus anciennes céréales connues et cultivées dans le monde. C'est aussi la plus consommée, fournissant 50% des calories de la population mondiale à lui tout seul. Cette plante croît plus facilement en pays chaud et humide. Le riz était déjà connu en Chine il y a plus de 6 000 ans.

Il est divisé en deux genres principaux : le genre «sativa» ou riz blanc, originaire d'Asie, et le genre «glabrima» ou riz rouge, originaire d'Afrique de l'Ouest.

Le riz sauvage provient, lui, d'une espèce différente.

Il existe environ 120 000 variétés de riz, dont pas moins de 40 000 en Chine et 25 000 en Inde. Les croisements ont permis à 8 000 espèces d'être utilisées sous les climats les plus divers. Selon la longueur du grain, on distingue le riz à grains ronds, le riz à grains demi-longs, le riz à grains longs. Le riz blanc ou riz poli est obtenu par polissage et tamisage pour retirer son et débris.

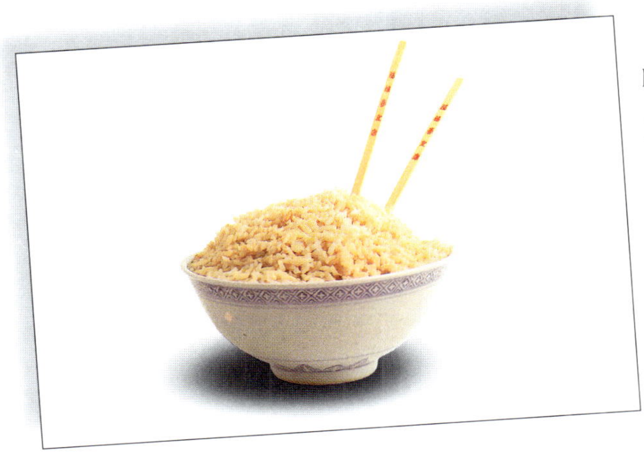

LA CÉRÉALE LA PLUS CONSOMMÉE DANS LE MONDE, ALIMENT DE BASE DE NOMBREUX PLATS TRADITIONNELS, LE RIZ EST INDISSOCIABLE D'UNE ALIMENTATION SAINE ET ÉQUILIBRÉE.

Le riz rapide ou précuit a subi une cuisson complète à la vapeur pour être ensuite déshydraté.

VALEUR NUTRITIVE :

- Eau : 73 %
- Protéines : 2,6 g
- Lipides : 0,9 g
- Glucides : 23 g
- Fibres : 1,7 g

111 calories pour 100 g.

Riz blanc :

- Eau : 72,5 %
- Protéines : 2,3 g
- Lipides : 0,3 g
- Glucides : 24,7 g
- Fibres : 0,5 g

114 calories pour 100 g.

RICHE EN :

- amidon, vitamine B.

RECOMMANDÉ POUR :

- traiter les diarrhées, l'hypertension, les maladies rénales et cardiaques.

SES AVANTAGES POUR LA SANTÉ :

Le riz est une des céréales les plus pauvres en protéines. Son amidon est très digeste. Le riz blanc ne contient pas de vitamine B1, ce qui est peut-être à l'origine de carences et de la maladie de béri-béri dans les pays où il est à la base de l'alimentation. Très efficace contre les diarrhées, il est également un appoint dans les régimes pauvres en fibres et hyposodés car il est naturellement pauvre en sodium. Il convient aussi aux personnes souffrant de maladie coéliaque puisqu'il ne contient pas de gluten. On le dit alcalinisant et propre à combattre l'hypertension et les œdèmes, les maladies rénales et cardiaques.

LE SAVIEZ-VOUS ?

Le riz complet est encore appelé riz brun ou riz Congo car c'est sous cette forme que les navires venus d'Extrême-Orient le livraient autrefois.

CONSEILS :

Ne pas laver le riz enrichi car les éléments nutritifs disparaissent avec l'eau. Ne pas cuire le riz à grande ébullition car cela provoque l'éclatement des grains. Le riz se consomme de diverses façons et son utilisation est des plus variées. Conservez le riz brun au réfrigérateur car ses matières grasses s'oxydent à la température ambiante.

Placez-le dans un récipient hermétique pour qu'il n'absorbe pas les odeurs des autres aliments. Au réfrigérateur, il se conserve une semaine ; congelé, il peut se garder six mois.

Le maïs

Le maïs est originaire d'Amérique où il constituait la base de l'alimentation des civilisations précolombiennes, occupant une place importante dans les cultures des Mayas, Aztèques et Incas.

Il se répandit ensuite en Amérique du Nord où il fut également très apprécié par les Amérindiens. Christophe Colomb fut le premier à rapporter l'existence de cette plante comestible et l'introduisit en Europe.

Les variétés et espèces sont très nombreuses à travers le monde. Les Etats-Unis en sont le plus grand pays producteur.

VALEUR NUTRITIVE :

- Eau : 69,9 %
- Protéines : 3,3 g
- Lipides : 1,3 g
- Glucides : 25,1 g
- Fibres : 3,7 g

108 calories pour 100 g.

RICHE EN :

- magnésium, fibres, folacine et sels minéraux.

RECOMMANDÉ POUR :

- favoriser le transit intestinal,
- comme apport calorique du sportif,
- combler les déficits en magnésium.

SES AVANTAGES POUR LA SANTÉ :

Le maïs est la seule céréale à contenir de la vitamine A (variété jaune) ; il est riche en magnésium.

Très calorique, il convient bien aux périodes d'efforts et pour l'entraînement des sportifs du fait de sa teneur en amidon.

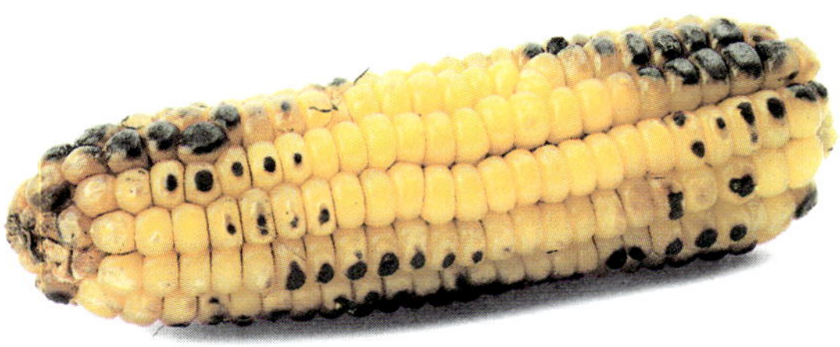

Son apport lipidique est toutefois faible. Il aurait une action bénéfique sur le transit intestinal grâce à sa teneur assez élevée en fibres.

LE SAVIEZ-VOUS ?

En Europe, on désigna longtemps le maïs sous l'appellation «blé turc» car on appelait «turc» au sens large tout ce qui venait de l'étranger. Son nom nous vient de Zéa Francisco Antonio, botaniste d'origine basque, né en Colombie (1766-1822) et titulaire du Jardin Botanique de Madrid.

CONSEILS :

Achetez le maïs bien frais. Si vous voulez savoir si les grains sont frais, pressez-le du bout des doigts laissant échapper un coulis de jus blanc. Pour la cuisson, évitez de le saler et de trop le cuire. Laissez quelques feuilles sur l'épi pour relever sa saveur. Son utilisation est très variée. Sa farine s'utilise pour épaissir les sauces, elle est également d'usage culinaire varié mais ne contient pas de gluten. Pour certaines préparations, il est préférable de la mélanger avec la farine de blé. On peut consommer également les germes et la semoule aussi riche que les graines. Par contre, les flocons (corn-flakes) sont très appauvris et ne contiennent que la partie amidonnée. Consommez le maïs le plus vite possible après sa cuisson.

L'huile de maïs contient des acides gras polyinsaturés.

Le seigle

Céréale originaire d'Asie, il devient populaire en Europe, au temps des Romains, et devient peu à peu une des nourritures de base dans de nombreux pays, bien que sa consommation tende progressivement à la baisse.

VALEUR NUTRITIVE :

- Eau : 11 %
- Protides : 14 g
- Lipides : 2,6 g
- Glucides : 68,8 g

324 calories pour 100 g.

RICHE EN :

- hydrates de carbone, magnésium, potassium, sels minéraux, lysine.

RECOMMANDÉ POUR :

- se protéger des maladies cardio-vasculaires et pour ses effets de fluidifiant sanguin.

SES AVANTAGES POUR LA SANTÉ :

Le seigle est une bonne source de magnésium et de potassium. La rutine qu'il contient aurait la propriété de faciliter la circulation sanguine et d'aider à protéger des maladies cardio-vasculaires et de l'hypertension.

Sa teneur en gluten est inférieure à celle du blé. Sa farine est souvent mélangée à celle du blé pour confectionner le pain dit «de seigle».

Ses mucilages sont par ailleurs responsables de l'action légèrement laxative de cette céréale.

CONSEILS :

Le pain de seigle lève peu. Il est plus dense et se conserve plus longtemps. Plus sa farine est raffinée, moins sa valeur curative est importante car la majorité des éléments nutritifs restent dans le son. Vérifiez la teneur en seigle, véritable, à l'achat de votre pain. On peut consommer des grains entiers tels quels. Ils sont nourrissants. Les flocons sont utilisés dans les diverses préparations de type «muesli».

Conservez le pain et la farine dans un endroit sec.

L'orge

C'est l'une des plus anciennes céréales cultivées. On retrouve sa trace il y a plus de 10 000 ans et tout au long de l'histoire. Cette plante, annuelle, est probablement d'origine asiatique. Un tiers de sa production est destiné à la consommation humaine, le reste est destiné aux animaux et à la fabrication de bière et de whisky.

L'orge est moins riche en protides et lipides que la moyenne des autres céréales, mais elle est une bonne source d'oligo-éléments et de vitamine D. L'orge mondée, débarrassée de son enveloppe extérieure, est moins riche en éléments nutritifs.

VALEUR NUTRITIVE :

- Eau : 68,8 %
- Protides : 2,3 g
- Lipides : 0,4 g
- Glucides : 28,2 g
- Fibres : 6,5 g

123 calories pour 100 g.

SES AVANTAGES POUR LA SANTÉ :

L'orge est une excellente source de fibres et on la dit reminéralisante. Elle a une action bénéfique sur le système respiratoire et possède des propriétés légèrement antidiarrhéiques.

En tisane, on l'utilise également pour soulager la toux.

Le sarrasin

Originaire d'Asie centrale, cette céréale est le fruit d'une plante apparentée à l'oseille et à la rhubarbe, bien qu'on le surnomme «blé noir» par la couleur de ses grains. Assez différent des autres céréales le sarrasin est dépourvu de gluten. Il est riche en minéraux, en particulier en magnésium et en oligo-éléments, et en vitamines du groupe B.

VALEUR NUTRITIVE :

- Eau : 75,7 %
- Protides : 3,4 g
- Lipides : 0,6 g
- Glucides : 19,9 g

92 calories pour 100 g.

SES AVANTAGES POUR LA SANTÉ :

Le sarrasin est un bon reconstituant, très digeste. Il a en outre des propriétés de protecteur vasculaire.

On l'utilise en galette ou en légume comme les lentilles.

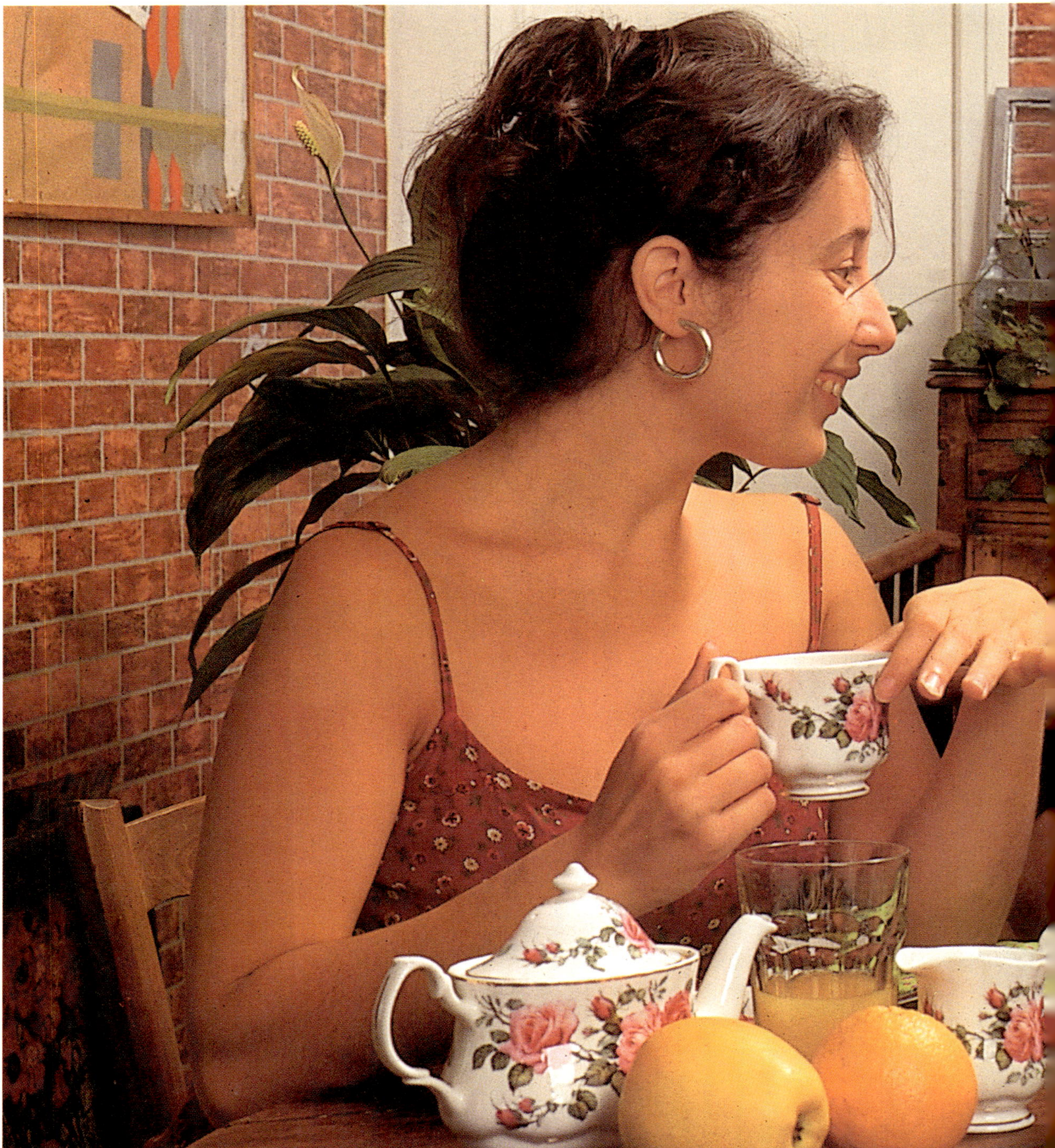

Le petit déjeuner, un moment essentiel pour faire le plein d'énergie.

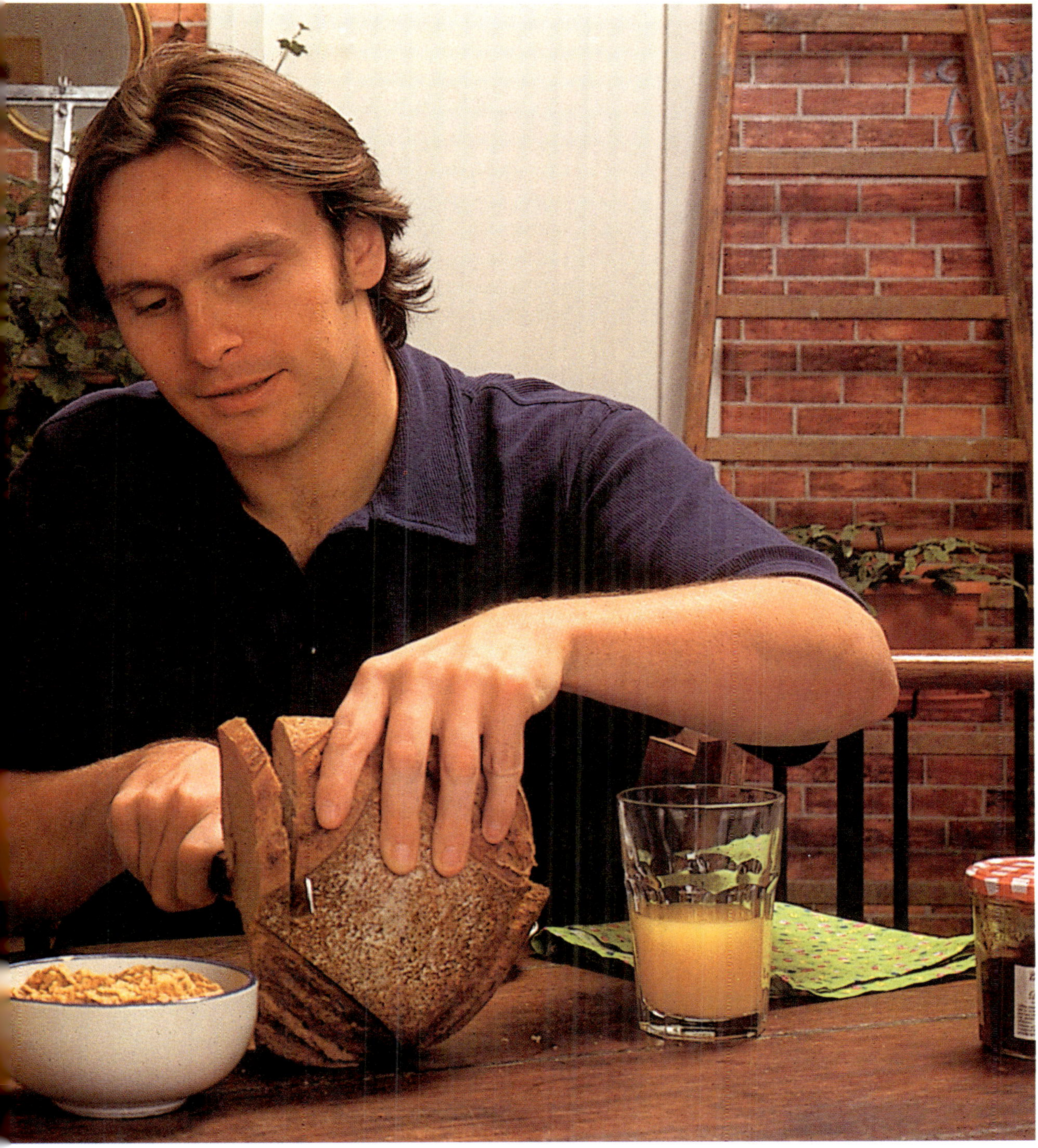

Les céréales y trouvent une place primordiale dans votre assiette.

Le millet

Originaire d'Asie ou d'Afrique, il appartient à la même famille que le mil ou le sorgho africain. Son origine est très ancienne puisque sa culture remonte aux temps préhistoriques.

Egalement dépourvu de gluten, c'est une bonne source de magnésium, potassium, oligo-éléments et vitamines B.

Ses protéines sont de meilleure qualité que celles du blé ou du maïs. Il est très digeste et peu allergisant.

VALEUR NUTRITIVE :

- Eau : 71,4 %
- Protides : 3,5 g
- Lipides : 1,0 g
- Glucides : 23,7 g

119 calories pour 100 g.

SES AVANTAGES POUR LA SANTÉ :

Le millet est nutritif, vitalisant et équilibrant nerveux. Il est bénéfique dans les traitements des maladies rénales et du système gastro-intestinal. Il aiderait à la régularisation du taux de cholestérol, à la prévention des calculs biliaires, des colites et des ulcères de l'estomac grâce à ses propriétés alcalinisantes.

LE PAIN

Comme aliment ou comme symbole, l'importance du pain est considérable tant en Europe qu'au Moyen-Orient. Ce sont les Egyptiens qui auraient inventé le four à pain. Les Grecs et Romains furent également d'excellents boulangers. Après un long temps de fabrication artisanale, les moyens modernes de préparation, de conservation et de cuisson ont changé radicalement la nature du pain. Sa consommation a diminué au XXe siècle au profit d'aliments comme la viande, mais il semble récemment avoir retrouvé la faveur des consommateurs. On mange aujourd'hui 170 g par jour de pain contre 900 g au début du siècle.

RICHE EN :

- glucides complexes, vitamines (B), sels minéraux.

RECOMMANDÉ POUR :

- ses propriétés énergétiques,
- faciliter le transit intestinal.

SES AVANTAGES POUR LA SANTÉ :

Il est riche en glucides complexes, ce qui permet d'éviter les brusques chutes de glycémie sanguine, surtout chez les sujets souffrant d'hypoglycémie. Il est riche en protéines et dépourvu de graisse. Il faut savoir toutefois que les protéines végétales ne comblent pas tous les besoins de l'organisme, c'est pourquoi il faut consommer de la viande, du poisson et des laitages. Manger du pain (complet) permet

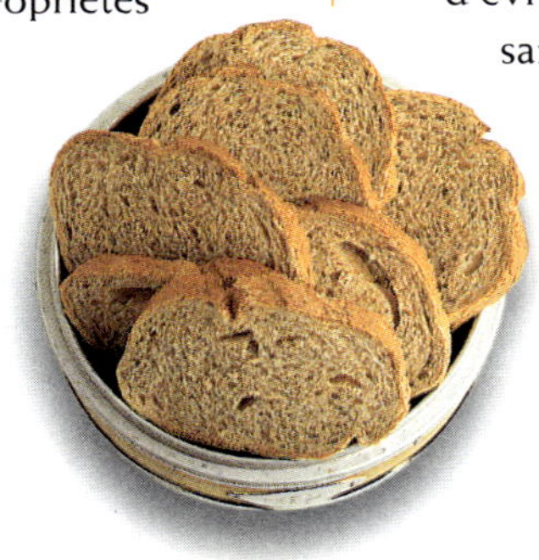

Différentes sortes de pain et leur apport pour 100 g

	PAIN BLANC	PAIN DE CAMPAGNE	PAIN COMPLET	PAIN DE SEIGLE
- Protides	8 g	9 g	9 g	7 g
- Glucides	56 g	54 g	44 g	49 g
- Fibres	3,5 g	3,5 g	7 g	5,5 g
- Calories	270 g	260 g	235 g	240 g

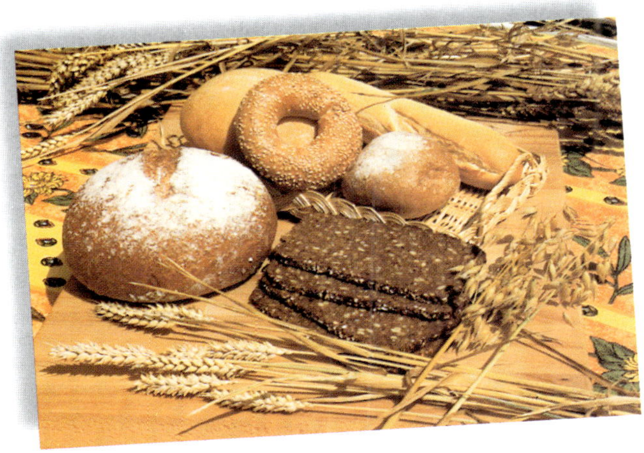

SI VOUS SOUFFREZ DE PARESSE INTESTINALE, MARCHEZ, BUVEZ SUFFISAMMENT ET CONSOMMEZ PRÉFÉRENTIELLEMENT DES ALIMENTS RICHES EN FIBRES.
IL EXISTE DE NOMBREUSES SORTES DE PAINS SUR LE MARCHÉ.

de réduire les besoins en viande, laitages ou d'équilibrer parfaitement ses apports en céréales en cas de régime végétalien.

C'est un aliment énergétique qui donne également une sensation de satiété.

Préférez le pain complet, il est plus riche en sels minéraux, vitamine B et en fibres qui améliorent le transit intestinal et facilitent le métabolisme des glucides et lipides. 200 g de pain complet couvrent 40% de nos besoins journaliers en vitamine B1, B6 et fer.

CONSEILS :

Si vous désirez faire un régime minceur, le pain n'est nullement déconseillé. Réduisez-en simplement la consommation. Les diabétiques pourront également le consommer avec modération. Si votre système digestif est fragile, préférez le pain légèrement rassis ou grillé au pain frais déconseillé aux colitiques. Préférez le pain artisanal dans la tradition française au pain industriel et préemballé, dépourvu de nombreuses qualités nutritives.

LES PÂTES

Autrefois accusées à tort de faire grossir, on apprécie aujourd'hui leur valeur nutritive. Les pâtes sont originaires de Chine. On trouve leur trace dans les écrits très anciens datant de plus de 3 000 ans avant J.-C.

On dit qu'elles furent introduites en Italie au XIIIe siècle par Marco Polo après son séjour en Chine. Mais d'autres historiens affirment que leur apparition sur le vieux continent est beaucoup plus ancienne.

Faites de céréales moulues avec de l'eau, elles se déclinent sous un grand nombre de variétés et de formes, surtout depuis l'étape de la fabrication industrielle. Certaines machines arrivent à produire jusqu'à deux cents formes différentes. En Asie, elles sont confectionnées à partir de farine de riz de haricot ou de sarrasin. En Europe, on les fabrique essentiellement à partir de semoule de blé.

LEURS AVANTAGES POUR LA SANTÉ :

Les pâtes sont souvent accusées à tort de faire grossir, ce ne sont pas les pâtes elles-mêmes qui sont engraissantes mais la sauce et le beurre qui sont ajoutés au plat. Cuites, elles ne fournissent pas plus de 120 calories par 100 g. Leur richesse en glucides complexes permet à l'organisme de les brûler

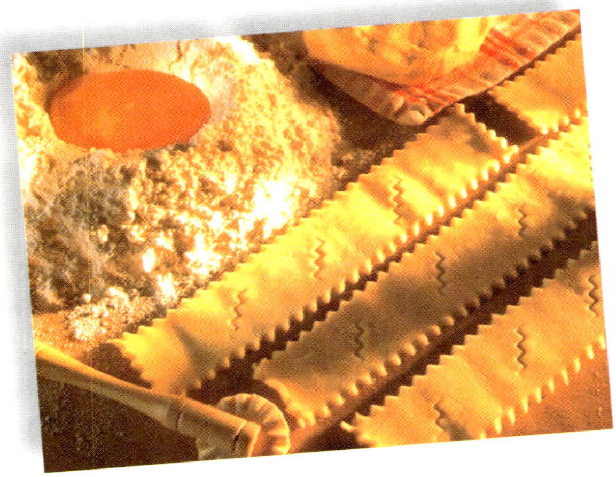

LES PÂTES, SOUVENT MÉPRISÉES ET QUE L'ON ACCUSE À TORT DE FAIRE GROSSIR, SONT UN ALIMENT SAIN, VARIÉ QUE L'ON PEUT PRÉPARER DE DIVERSES MANIÈRES ET D'UNE GRANDE VALEUR NUTRITIVE.

progressivement. Les pâtes sont donc nourrissantes mais peu grasses et moyennement caloriques. Selon les ingrédients qu'elles contiennent, leur valeur nutritive peut varier : enrichies avec des œufs, elles sont par exemple plus riches en protéines. De même les pâtes complètes sont plus riches en sels minéraux et en vitamine B6. Pour les régimes, elles calment l'appétit sans apporter de calories superflues. Elles sont recommandées aux diabétiques car elles n'engendrent pas de sécrétion d'insuline élevée. Enfin, elles sont bien tolérées par le système digestif.

VALEUR NUTRITIVE :
- Eau : 59,7 %
- Protides : 4,8 g
- Lipides : 0,7 g
- Glucides : 28,3 g

141 calories pour 100 g.

Pâtes complètes :
- Eau : 67,2 %
- Protides : 5,3 g
- Lipides : 0,5 g
- Glucides : 26,5 g

124 calories pour 100 g.

Pâtes aux œufs :
- Eau : 68,7 %
- Protides : 4,8 g
- Lipides : 1,5 g
- Glucides : 24,8 g

133 calories pour 100 g.

RICHES EN :
- Glucides complexes.

RECOMMANDÉES POUR :
- leur richesse en glucides complexes.

CONSEILS :

Pour la cuisson, il est préférable de saisir les pâtes dans une eau en pleine ébullition. Les amateurs les préféreront «al dente», ce qui signifie encore un peu fermes. C'est à ce stade de cuisson que leur index glycémique est le plus bas. Choisir la forme en fonction du plat envisagé, aussi les pâtes les plus fines retiennent nettement moins les sauces que les pâtes courbées, coudées, ou en tubes.

Les pâtes complètes cuisent moins rapidement. Les pâtes fraîches cuisent au contraire plus rapidement (2 à 3 minutes) que celles déshydratées (5 à 10 minutes). Ajouter un peu d'huile pendant la cuisson empêche le débordement de l'eau et évite qu'elles ne collent entre elles. Egouttez les pâtes dès que la cuisson est terminée pour éviter qu'elles ne deviennent molles.

Non cuites, conservez-les à température de la pièce, pas plus de six mois pour les pâtes aux œufs, et pas plus d'un an pour les autres.

Cuites, ne les gardez pas plus de quelques jours au réfrigérateur.

QUELQUES CONDIMENTS ET ÉPICES

Le persil

Plante aromatique bi-annuelle, à laquelle on attribue tantôt des pouvoirs maléfiques, associés à la mort, tantôt des pouvoirs bénéfiques et des propriétés médicinales.
Le persil est riche en vitamines A, C, acide folique, potassium, phosphore, fer, calcium.

SES AVANTAGES POUR LA SANTÉ :

On le dit stimulant, diurétique, dépuratif, apéritif, vermifuge, antiscorbutique.
Au même titre que l'ail et l'oignon, c'est un aliment médicament aussi utile sur le plan gustatif que pour ses nombreux effets bénéfiques sur la santé.

Le thym

Cette plante aromatique contribue aux subtiles saveurs de la cuisine méditerranéenne. Il en existe plus de soixante espèces, les plus courantes étant le thym commun, le serpolet, le thym citronné.

SES AVANTAGES POUR LA SANTÉ :

Le thym est stimulant et facilite la digestion. Il est également antispasmodique, emménagogue, aphrodisiaque, sudorifique, vermifuge, il aide à soulager les maux de gorge, la toux, les rhumes, surtout consommé sous forme de tisanes.

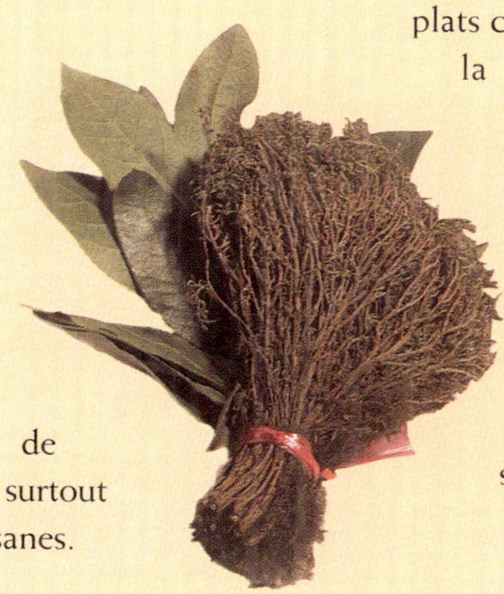

Le basilic

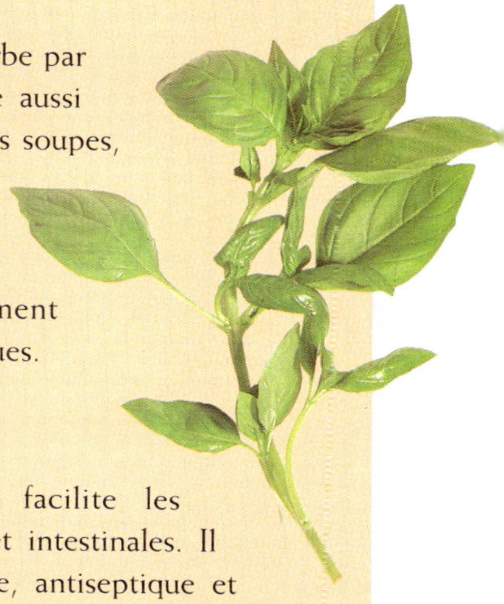

Le basilic est la fine herbe par excellence. Il aromatise aussi bien les légumes que les soupes, viandes et poissons.
On le retrouve dans la cuisine méditerranéenne, mais également dans les cuisines asiatiques.

SES AVANTAGES POUR LA SANTÉ :

Antispasmodique, il facilite les fonctions digestives et intestinales. Il est également tonique, antiseptique et stomachique.

Le laurier

Il parfume aussi bien les courts-bouillons que les marinades et ragoûts.

SES AVANTAGES POUR LA SANTÉ :

Il est digestif et favorise la sécrétion de la bile. Il est par ailleurs antiseptique et aurait des propriétés bénéfiques contre les rhumatismes.

Le romarin

Très parfumé, on l'utilise dans de nombreux plats cuisinés, notamment dans le Sud de la France. Que ce soit pour les marinades, poissons, légumes, ou viandes.

SES AVANTAGES POUR LA SANTÉ :

On le dit antispasmodique, stimulant de la fonction de la vésicule biliaire. Il aurait des propriétés antirhumatismales et serait un calmant nerveux.

Mais aussi :

Le cerfeuil
Aux propriétés digestives et diurétiques.

L'estragon
Utilisé fréquemment pour les préparations des sauces ou pour aromatiser le vinaigre, il est antiseptique et stimule la digestion.

La coriandre
Encore surnommée persil chinois, elle favorise la digestion.

L'origan
On l'utilise dans de nombreux plats italiens.
Il est antispasmodique et légèrement sédatif.

La sarriette
On l'utilise aussi bien pour les légumes que pour les viandes, notamment farces et saucisses. Elle a des propriétés stimulantes, antiseptiques, antispasmodiques.

La sauge
Associée à de nombreux plats, pour son arôme subtil, elle régularise les fonctions digestives, tout en étant un excellent tonique.

Les condiments indispensables pour relever la saveur de nos plats cuisinés représentent aussi une grande valeur diététique en facilitant la digestion.

LES ÉPICES

Les épices sont des substances aromatiques qui viennent en général des plantes originaires des régions tropicales. Il est courant de dire que Marco Polo, au XIIIe siècle, ouvrit la voie aux épices d'Orient. Mais on utilisait déjà les épices dans la préhistoire ; plus tard Hébreux, Grecs, Romains, en seront friands.

Les épices utilisées avec parcimonie pour relever le goût des plats n'ont pas de propriétés énergétiques. Elles stimulent toutefois l'appétit et la digestion. Certaines d'entre elles sont utilisées pour leur action antispasmodique.

Il convient de distinguer les épices douces, comme la cannelle, la vanille, la noix de muscade, qui peuvent être utilisées sans effet secondaire, et les épices brûlantes comme le piment, poivre et gingembre, qui, consommées en excès, peuvent occasionner à la longue des troubles digestifs. Elles sont contre-indiquées en cas d'ulcère, colite, colopathie. Enfin, on accorde aux épices des propriétés médicinales qui n'ont pas toutes été prouvées scientifiquement.

Le safran
La reine des épices, mais aussi la plus chère. Elle avait la particularité d'entrer dans la composition très recherchée de certains filtres d'amour. Le safran possède des propriétés digestives.

Le cumin
C'est un des composants du curry, à la saveur légèrement amère, il est stimulant pour la digestion et légèrement diurétique.

Le gingembre

On lui confère des propriétés multiples, stimulant, aphrodisiaque, digestif, tonique, mais aussi des propriétés bénéfiques sur la circulation sanguine et la respiration.

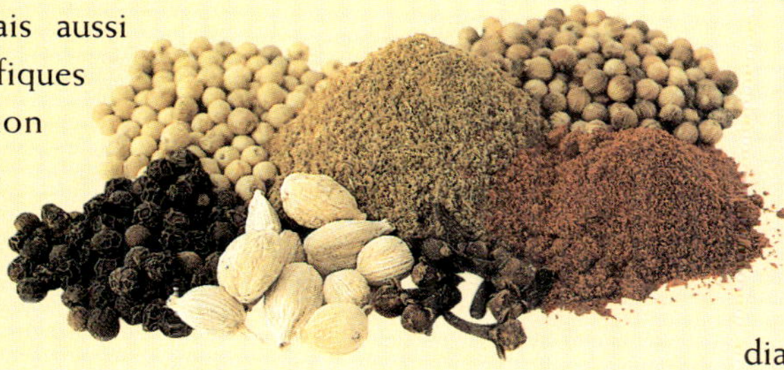

Le piment

Il stimule la digestion, mais attention aux brûlures gastriques, n'en abusez pas.

La moutarde

Elle aurait la vertu de stimuler la sécrétion pancréatique.

Le poivre

On le dit tonique, stimulant, mais aussi antibactérien ; à forte dose, il devient irritant pour le système digestif.

Le clou de girofle

Ses qualités antiseptiques ont longtemps été utilisées dans de nombreuses préparations dentaires.

La cardamome

Cette épice est efficace dans les indigestions, nausées et vomissements.

Le genièvre

Il possède des propriétés diurétiques.

La noix de muscade

Elle stimule la fonction digestive, mais peut être toxique à forte dose.

La cannelle

Elle facilite la digestion et permet d'éviter les flatulences, et serait bénéfique en cas de diarrhée.

Le carvi

Il est stimulant et stomachique ; ses graines, qui agrémentent certains plats, favorisent également la digestion.

Le curcuma

Apparenté au gingembre, le curcuma est digestif et antispasmodique. C'est une épice très populaire dans le Sud-Est asiatique.

Sans les épices, de nombreux plats réputés seraient fades et sans saveur mais en dehors de leurs qualités gustatives, elles possèdent aussi de nombreuses propriétés médicinales, en particulier pour faciliter la digestion.

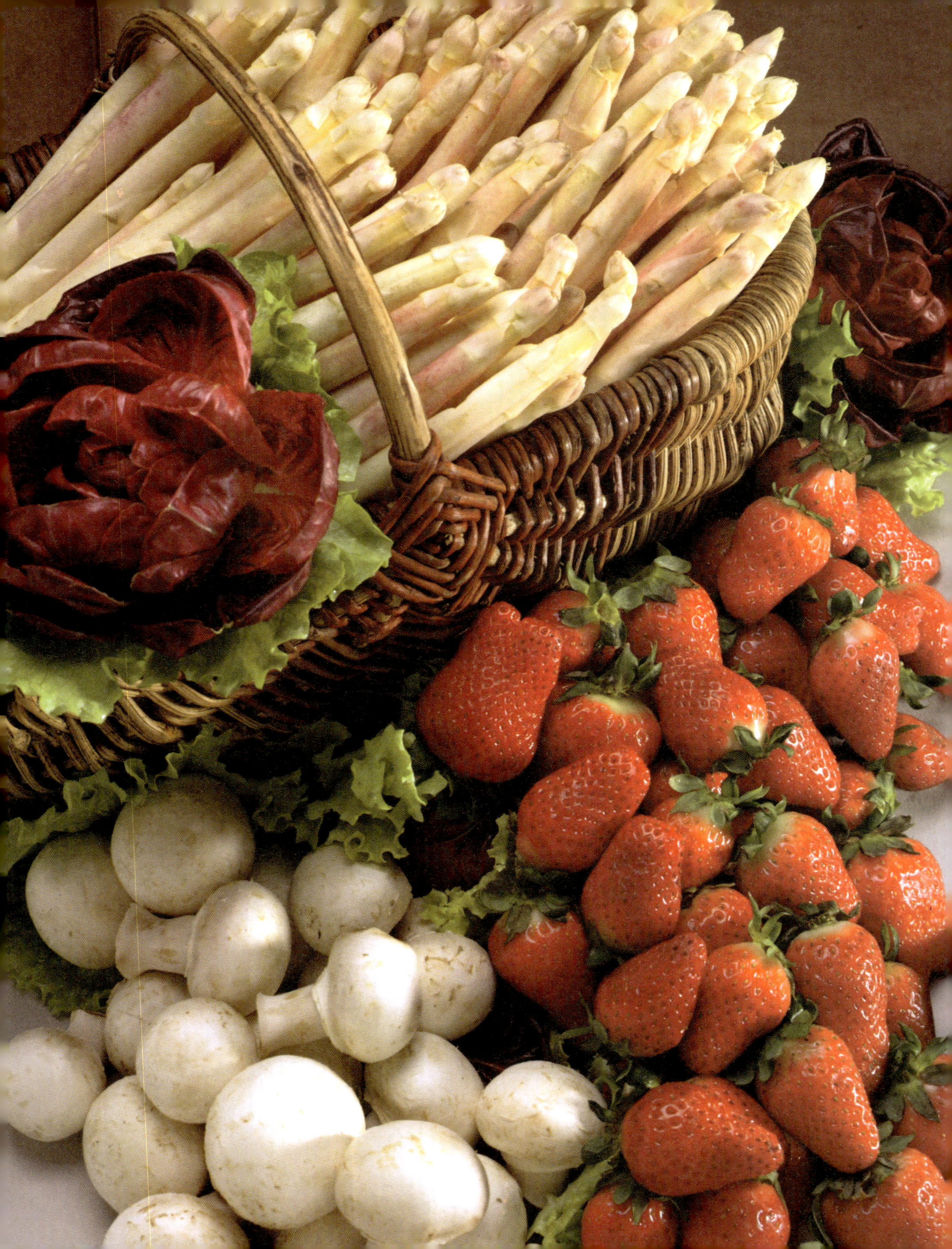

SOIGNER LES MALADIES COURANTES

On dit couramment que l'alimentation est la plus naturelle et la plus efficace des «médecines douces». Le choix de nos aliments joue un rôle non négligeable dans la prévention et dans l'aide au traitement de la plupart des maladies courantes.

CŒUR ET VAISSEAUX

Les maladies cardio-vasculaires représentent l'une des premières causes de mortalité des pays dits développés et leur taux ne cesse d'augmenter.

La santé du cœur est influencée par de nombreux facteurs. Certains sont indépendants de notre volonté, comme l'hérédité par exemple. D'autres éléments sont par contre sous notre contrôle et il est en notre pouvoir d'en diminuer l'influence sur l'organisme.

CONSEILS POUR LA PRÉVENTION DES MALADIES CARDIO-VASCULAIRES :

- Adoptez une activité physique ; un peu de sport, de marche quotidienne aident à améliorer la circulation sanguine et à oxygéner les tissus.
- Diminuez autant que possible les causes de stress et d'anxiété qui ont une action négative sur l'ensemble du système cardio-vasculaire.
- Proscrivez le tabac, un des facteurs de risques important des maladies cardio-vasculaires.
- Surveillez régulièrement votre tension artérielle, traitez-la, si vous êtes sujet à l'hypertension, car cette maladie fatigue la pompe cardiaque.
- Surveillez votre poids si vous avez tendance à l'embonpoint et à prendre des kilos superflus car le surpoids fatigue le cœur ; au besoin, faites un régime.
- Surveillez votre alimentation. Certains aliments sont conseillés pour leur action bénéfique dans la prévention des maladies cardio-vasculaires. Parmi ceux-ci, les légumes, les fruits frais, les céréales, les poissons, l'ail, le vin rouge (avec modération).

Par contre, évitez les aliments riches en graisses saturées, comme les charcuteries, le beurre, la crème, les fromages, les viandes grasses, les sucreries, le sel, l'alcool (en dehors d'un ou deux verres de vin rouge par jour).

Palpitations

Le stress et l'anxiété sont les premières causes des palpitations qui, plus rarement, peuvent révéler une maladie cardiaque. Si les symptômes persistent, consultez votre médecin traitant.

Une cause fréquente est l'abus du thé ou du café qui sont des excitants pouvant provoquer des palpitations s'ils sont consommés à fortes doses. Réduisez donc leur consommation.

Un estomac trop rempli peut être également à l'origine de palpitations. Il est alors conseillé de manger et de boire avec modération.

Par ailleurs, certaines sensibilités alimentaires

peuvent entraîner une réaction de rejet de l'organisme accompagnée de palpitations.

Quelquefois, celles-ci peuvent être causées par la chute brutale du taux du sucre dans le sang (hypoglycémie). Privilégiez alors légumes, fruits et céréales, riches en fibres, et les sucres à absorption lente que l'on trouve par exemple dans les pâtes complètes.

Evitez par contre les sucres rapides que l'on retrouve dans les boissons type soda, les gâteaux, les sucreries, de même que l'alcool.

Hypertension artérielle

Une tension artérielle trop élevée affecte plus de 15% de la population des pays industrialisés. Caractérisée par une augmentation de pression du sang dans les artères, elle augmente le risque d'attaques cardio-vasculaires et rénales. C'est également la principale cause des accidents vasculaires cérébraux. Plus fréquentes chez l'homme que chez la femme, non ménopausée, peut-être en raison des différences hormonales, elle survient surtout après cinquante ans, après une longue période sans symptômes ni manifestations particulières.

Il faut savoir que la pression artérielle varie avec l'âge, les émotions, les activités et les heures de la journée. Les valeurs normales sont comprises entre 11/6 et 14/9. Le premier chiffre exprime la pression maximum quand le cœur se contracte, le second quand le cœur se repose entre deux battements.

C'est le deuxième chiffre qui indique la gravité de l'hypertension artérielle. Elle est légère si ce chiffre se situe entre 9 et 11, sévère au-delà de 12. Neuf fois sur dix, l'hypertension est «essentielle», c'est-à-dire que l'on ne trouve pas de causes particulières. On incrimine des facteurs héréditaires, mais aussi le stress et l'environnement.

Sur le plan nutritionnel, l'alcool, l'excès de sel, l'obésité, une alimentation trop riche et trop grasse, la surconsommation de sucre, sont autant de facteurs de risques potentiels. Sur un petit nombre de cas, elle est le signe d'une autre maladie qu'il convient de rechercher par des examens complémentaires.

CONSEILS :

- Cessez de fumer ; le tabac associé à l'hypertension augmente d'autant plus les risques d'accident cardiaque comme l'infarctus.
- Réduisez votre consommation de sel, une alimentation trop salée retient l'eau dans l'organisme et augmente le volume sanguin. Le cœur et les reins travaillant plus, cela peut entraîner à la longue une hypertension artérielle.
- Attention à votre poids, si vous avez une surcharge pondérale, le cœur fournit un travail supplémentaire qui peut favoriser l'augmentation de la pression sanguine.
- Faites de l'exercice, il améliore le travail du cœur qui s'adaptera mieux aux besoins de l'organisme.
- Limitez café et alcool.
- Sur le plan nutritionnel, consommez des légumes et fruits riches en potassium, calcium, magnésium.
- Mangez le moins possible de graisses saturées.
- Consommez des poissons gras et des produits laitiers pour favoriser l'apport en calcium qui joue un rôle capital dans la constriction et la dilatation des vaisseaux sanguins.

ALIMENTS À PRIVILÉGIER :

- Abricots, bananes, tomates, brocolis, pommes, légumes verts, pamplemousses, ail, oignons, fraises, raisins, seigle, riz.
- Mangez tous les jours des fruits et légumes frais, de même que des légumes secs riches en potassium qui facilitent l'absorption du sodium et aident à régulariser la pression artérielle.

L'hypertension artérielle est une maladie de plus en plus fréquente dans nos sociétés industrialisées et de nombreux facteurs de risques peuvent jouer un rôle dans cette pathologie mais un régime équilibré et certains aliments peuvent sans aucun doute en diminuer le risque et aider au traitement.

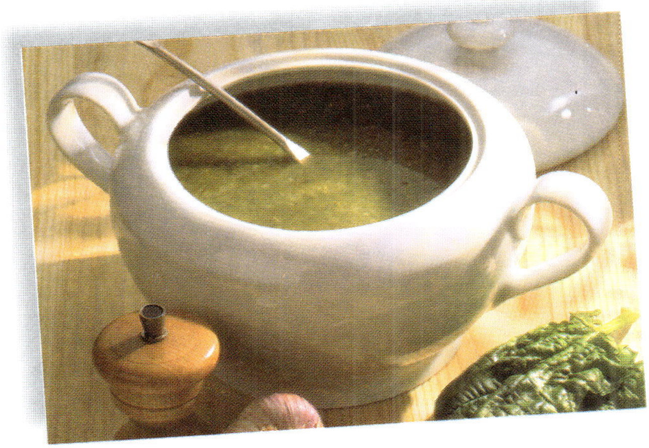

POMMES DE TERRE, ÉPINARDS, CERFEUIL ET AIL : DES INGRÉDIENTS-SANTÉ POUR UN POTAGE DÉLICIEUX.

Athérosclérose

L'athérosclérose est due au durcissement et au rétrécissement des artères par des plaques d'athérome qui sont des dépôts de tissus graisseux. Cette maladie est à l'origine de la majorité des crises cardiaques et des accidents vasculaires cérébraux.

A long terme, du fait du rétrécissement, le muscle cardiaque ne reçoit plus assez de sang, une angine de poitrine peut alors survenir. A tout moment cette maladie peut causer un infarctus du myocarde, par cessation de l'irrigation d'une des parties du cœur.

Dans la plupart des pays industrialisés, les hommes commencent à souffrir de l'athérosclérose à partir de cinquante ans. Les femmes sont moins touchées avant la ménopause.

CONSEILS :

- Limitez votre consommation de graisses, surtout les «mauvaises» graisses contenues dans les viandes et charcuteries. Un taux de cholestérol élevé accroît les risques d'athérome.
- Attention au tabac qui est un facteur de risques supplémentaires.
- Diminuez la consommation de café.
- Privilégiez les poissons gras, maquereau, hareng, saumon, thon, contenant des acides gras utiles pour combattre le durcissement des artères.
- Diminuez la prise d'alcool sous toutes ses formes mais un ou deux verres de vin par jour auraient par contre une action bénéfique.
- Consommez de préférence des aliments riches en fibres et en antioxydants naturels : vitamines C, E, bêta-carotène, magnésium, silicium, qui agissent contre les radicaux libres et protègent les artères et les veines.

ALIMENTS À PRIVILÉGIER :

- Pain complet, flocons d'avoine, céréales complètes, germes de blé, ail, haricot blanc, ananas, artichaut, carotte, cerise, chou, myrtille, pomme, pain de seigle, céleri, cassis, cresson, fenouil, kiwi, persil, raisin, légumes verts à feuilles, potiron, épinard, brocoli, fenouil.

Anémie

L'anémie est une insuffisance d'hémoglobine, constituant principal des globules rouges qui conduit l'oxygène dans le sang. Lorsque le taux des globules rouges est inférieur à la normale, il en résulte une anémie se traduisant par une fatigue générale et un affaiblissement. Ces symptômes peuvent devenir plus importants au fur et à mesure que l'anémie s'aggrave. Le plus souvent, l'anémie est bénigne, secondaire à une absorption insuffisante d'aliments contenant du fer surtout chez la femme pour compenser les pertes menstruelles.

Il existe d'autres formes plus sévères secondaires à des maladies, comme la drénopacytose ou la leucémie. Enfin, elle peut être due à une carence vitaminique en acide folique, vitamine B9 ou vitamine B12.

CONSEILS :

- Consommer de préférence des aliments riches en fer.
- On évitera de boire du thé au moment des repas car son tanin nuit à l'assimilation du fer dans l'organisme.

ALIMENTS À PRIVILÉGIER :

- Lentilles, noisettes, noix, persil, son du blé.

Pour faciliter l'assimilation du fer, il est recommandé d'absorber des aliments riches en vitamine C : chou, citron, fruits rouges, orange, bette, raisin, tomate, poivron, pamplemousse.

- Par ailleurs, on trouvera les vitamines B9 et B12 plus volontiers dans les fruits et légumes suivants : endive, céréales complètes, légumes verts, banane, germe de blé, épinard, asperge, tomate, mais également dans les viandes et poissons.

Varices et problèmes de circulation veineuse

Le système circulatoire est composé d'artères et de veines. Les artères ont pour rôle d'irriguer tous les organes à partir du cœur, leur apportant les éléments nutritifs et l'oxygène. Les veines ramènent le sang vers le cœur qui sera ensuite à nouveau oxygéné grâce aux poumons.

La paroi des veines est souple et peut se dilater exagérément, entraînant divers problèmes comme les varices et ulcères variqueux avec des symptômes comme les jambes lourdes ou des œdèmes des membres inférieurs, le plus souvent, car les veines en mauvais état se distendent et empêchent le sang de remonter convenablement.

Les femmes y sont plus exposées que les hommes, surtout après les grossesses, de même que les personnes ayant un métier où l'on reste debout de longues heures. L'hérédité jouerait également un rôle important.

CONSEILS :

- Sur le plan nutritionnel, il est important de veiller à garder un poids normal et de limiter l'embonpoint excessif qui favorise la stase veineuse.
- De même l'exercice et notamment la marche aident à conserver un système circulatoire en bonne santé.
- Evitez les stations debout prolongées, surtout dans les endroits trop chauffés.
- Evitez les épices et buvez 1,5 à 2 litres d'eau par jour.

ALIMENTS À PRIVILÉGIER :

- Aliments riches en fibres, pain complet, céréales complètes, chou, myrtille, pissenlit, asperge, fenouil, poireau, céleri, salsifis, épinard, lentille, pois, pois chiche, flageolet, son de blé.

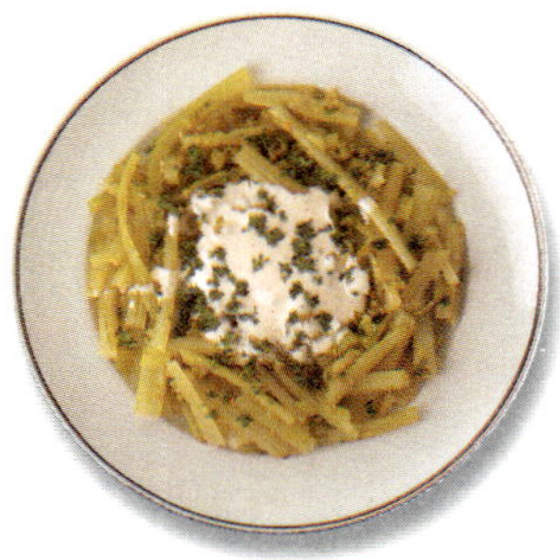

Si vous souffrez de problèmes circulatoires, une bonne hygiène de vie et une alimentation adaptée permettent d'en limiter les conséquences et les effets négatifs.

APPAREIL RESPIRATOIRE

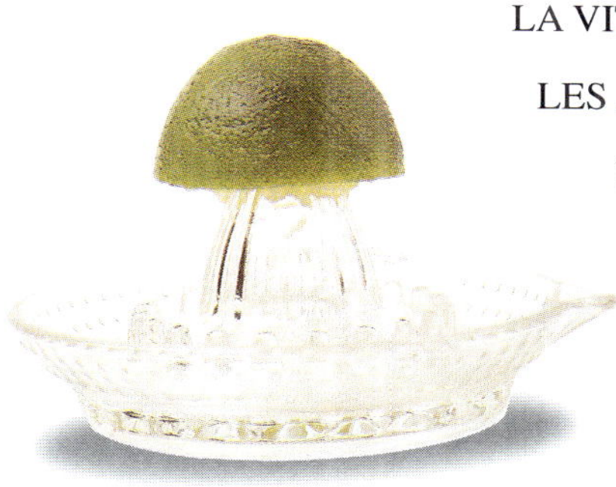

LA VITAMINE C CONTENUE DANS LES AGRUMES, CONSOMMÉS NATURE OU EN JUS, AIDE À RENFORCER LES DÉFENSES DE L'ORGANISME POUR LUTTER CONTRE LES AGENTS INFECTIEUX.

Catarrhe et rhume

Lorsque l'organisme est affaibli, que ses défenses immunitaires sont amoindries, il est alors plus sensible aux infections virales qui peuvent engendrer des rhumes, catarrhes et grippes. Déclarés, ils ne sont sensibles à aucun traitement spécifique, mais ils offrent un terrain favorable à une affection secondaire qu'il conviendra de prévenir ou de traiter médicalement.

CONSEILS :

- Evitez l'excès d'activité physique trop importante ou de prendre froid, ce qui pourrait encore affaiblir l'organisme. Ménagez vos efforts et restez au chaud.
- Surveillez l'apparition de symptômes comme des maux de gorge ou des oreilles, des difficultés respiratoires, des mucosités qui s'épaississent, des expectorations sanguinolentes ou une température élevée qui persiste plus de vingt-quatre heures.
- Il est recommandé de boire beaucoup pour faciliter l'élimination des mucosités afin d'éviter toute déshydratation, 1,5 l à 2 l par jour.
- Sur le plan diététique, favorisez l'ail et l'oignon qui ont un effet décongestionnant ; l'ail est par ailleurs un excellent antibactérien en prévention d'une surinfection.
- Consommez de préférence des aliments riches en vitamines C et A, mais aussi en oligo-éléments (fer et zinc).

ALIMENTS À PRIVILÉGIER :

- Chou, orange, kiwi, cassis, pamplemousse, citron, poivron, fenouil, fraise, goyave, groseille, tomate, abricot, carotte, brocoli, potiron, lentille, épinard, persil, banane, céréales complètes.

Bronchite - emphysème pulmonaire - maladies respiratoires

La bronchite est l'inflammation des bronches, conduits amenant l'air aux poumons. Sous sa forme aiguë, elle est généralement secondaire à une affection des voies respiratoires supérieures, nez, gorge. Sous sa forme chronique, elle est en règle générale liée au tabac.

L'emphysème est une maladie progressive et incurable liée à la perte de l'élasticité des poumons qui empêche le sujet de pouvoir expirer à fond, ce qui à la longue finit par fatiguer le cœur. L'emphysème est souvent lié à la bronchite chronique.

La pneumonie se traduit par des douleurs, essoufflements, toux et une inflammation des poumons avec sécrétion de mucus, ce qui impose un traitement médical suivi.

En dehors du traitement médical, l'arrêt complet du tabac et une nutrition adaptée peut influencer favorablement l'état général du sujet atteint de maladie respiratoire.

CONSEILS :

- Arrêt du tabac.
- Pratiquez des exercices physiques adaptés et faites de la gymnastique respiratoire.
- Privilégiez les aliments qui apportent de la vitamine C, de la vitamine E, du bêta-carotène

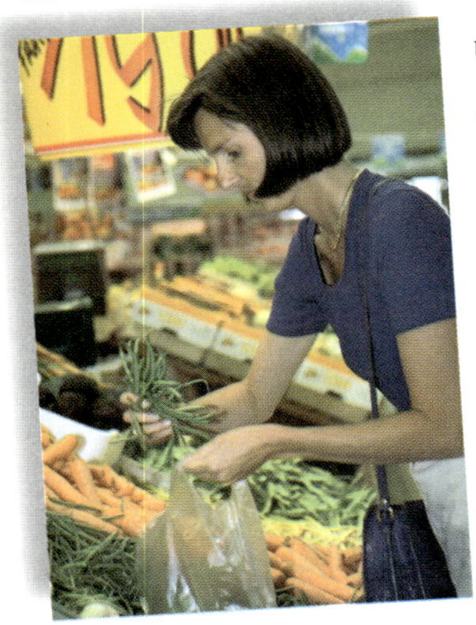

UNE HYGIÈNE DE VIE ADAPTÉE MAIS AUSSI UNE ALIMENTATION SAINE RICHE EN VITAMINE C ET BÊTA-CAROTÈNE AIDENT À LUTTER CONTRE LES RISQUES DE SURINFECTION PULMONAIRE.

(précurseur de la vitamine A). Ces vitamines renforcent les défenses de l'organisme, il en est de même pour les aliments qui contiennent certains oligo-éléments comme le zinc.

- En dehors des fruits, légumes et céréales, consommez des poissons gras, du foie, des œufs pour leur teneur en vitamine A, des fruits de mer pour leur richesse en zinc.
- Buvez 2 litres d'eau par jour, ce qui aide à fluidifier le mucus et au nettoyage des bronches.

ALIMENTS À PRIVILÉGIER:

- Carotte, cerfeuil, chou, mûre, navet, pomme, épinard, noisette, citron, pamplemousse, fruits rouges, avocat, tomate, lentilles, légumes verts à feuilles, brocoli, potiron, abricot, banane, radis, persil, laminaires, laitue.

On cite également les propriétés bénéfiques du café proche de la théophylline qui facilite la dilatation des bronches et favorise la respiration. Une tasse de café fort apporte donc un léger soulagement. Toutefois, ceci est à déconseiller aux personnes prenant déjà de la théophylline, de même qu'aux sujets ayant une tendance à la nervosité et à l'anxiété.

Asthme

L'asthme est une maladie qui se manifeste par des difficultés respiratoires, une sensation d'oppression dans la poitrine accompagnée parfois de toux, de sifflements et d'expectorations. L'asthme évolue en général sous forme de crises mais peut devenir une affection chronique aux conséquence importantes sur le système respiratoire et cardio-vasculaire. Nombreux sont les facteurs qui peuvent provoquer une crise ; certains d'entre eux sont d'origine allergique liés au pollen, aux poussières de maison, aux poils d'animaux domestiques, ou à une allergie alimentaire..., d'autres sont plus d'ordre psychologique, angoisse, anxiété, stress...

Sur le plan nutritionnel, de nombreux aliments peuvent être la source d'une crise d'asthme. Ils dépendent de la sensibilité de chacun, tel produit pouvant déclencher une crise chez une personne et être parfaitement toléré par un autre asthmatique. Les produits laitiers et le fromage sont souvent cités de même que certains poissons, ainsi que les œufs ou bien les fruits secs et les céréales complètes.

Parfois ce ne sont pas les aliments eux-mêmes qui sont incriminés mais les additifs, colorants et conservateurs qui leur sont adjoints. En réalité c'est à chaque asthmatique de déterminer la carte des produits qu'il ne supporte pas.

En dehors du suivi médical et de l'arrêt complet du tabac, l'alimentation peut influencer favorablement l'état général du sujet atteint de maladie respiratoire.

CONSEILS :

- Consommez de préférence les aliments qui apportent de la vitamine C, E, du bêta-carotène, des oligo-éléments comme le zinc qui renforcent les défenses de l'organisme.
- Buvez 2 litres d'eau par jour, ce qui aide à fluidifier le mucus et à nettoyer les bronches.

ALIMENTS À PRIVILÉGIER (SELON LEUR TOLÉRANCE) :

- Carotte, cerfeuil, chou, navet, épinard, avocat, tomate, légumes verts à feuilles, brocoli, potiron, fruits rouges, abricot, banane, mûre, pomme, noisette, citron, pamplemousse, mais aussi les poisson gras, foie, œuf, fruits de mer.

APPAREIL DIGESTIF

Gastrite

La gastrite est une inflammation qui touche l'estomac. Elle peut être aiguë et guérir au bout de quelques jours ou s'installer dans le temps et devenir chronique. Les symptômes sont généralement des brûlures et des sensations de chaleur sur l'estomac qui peuvent remonter jusque dans la poitrine.

La gastrite aiguë peut être due à l'alcool, à un virus, à un médicament, ou à une intolérance alimentaire. Elle provient souvent d'une infection causée par l'hélicobacter pyroli, une bactérie également en cause dans l'ulcère de l'estomac. La gastrite chronique peut être secondaire à une mauvaise hygiène de vie alimentaire, à l'abus d'alcool mais aussi au stress ainsi qu'à la prise régulière de certains médicaments. Les excitants comme le thé, le café, les plats trop épicés favorisent également l'apparition de gastrites.

CONSEILS :

- En cas de crise, mettez-vous à la diète complète, puis passez peu à peu à un régime allégé, en évitant tout aliment susceptible d'irriter la paroi gastrique.
- Prenez vos repas à heure fixe, dans le calme, et diminuez le volume des repas.
- Abstenez-vous de toute boisson alcoolisée.
- Evitez certains produits comme les fritures, thé, café, épices, moutarde, vinaigre, pâtisseries, confiseries.
- Après quelques jours de jeûne, consommez du bouillon, eau de riz, céréales, bouillies, fruits en compote, puis reprenez progressivement une alimentation normale en consommant des aliments peu irritants pour les muqueuses et riches en vitamine B12, l'inflammation de la paroi gastrique perturbant l'absorption de ces vitamines.

ALIMENTS À PRIVILÉGIER :

- Carotte, chou, coing, fenouil, pomme de terre, figue, laitue, épinard, asperge, germe de blé.

Gastro-entérite

C'est une maladie inflammatoire de la muqueuse des intestins et de l'estomac. Elle se traduit essentiellement par une diarrhée avec quelquefois des symptômes associés comme de la fièvre, des douleurs abdominales et des vomissements.

Sa cause en est le plus souvent parasitaire, secondaire à une bactérie ou à un virus, transmis par des mains souillées lors de la préparation d'un plat ou par des aliments mal conservés, insuffisamment cuits ou ayant subi une rupture de la chaîne du froid ; on cite encore les coquillages et fruits de mer.

CONSEILS :

- Commencez par vous mettre à la diète. Ne consommez que des tisanes, du bouillon de légumes, de l'eau (au minimum 2 litres par jour), afin d'éviter toute déshydratation. Après vingt-quatre heures, on recommande, conjointement à l'apport hydrique, de consommer avec modération riz blanc, pâtes, viande maigre, carotte. Les laitages, fruits et légumes crus viendront par la suite, car ils restent quelquefois mal tolérés par l'intestin.
- Evitez les légumes fibreux, les graisses, et proscrivez toute absorption d'alcool.

ALIMENTS À PRIVILÉGIER :

- Pomme pelée, pomme de terre, fruits cuits, haricot vert, petit pois, épinard, banane.

Indigestion - nausée

L'indigestion est souvent secondaire à la prise de repas trop gras, peu digestes, conjointement ou non à la prise d'alcool. Ces plats surchargés en graisses stimulent alors la sécrétion d'acides dans les intestins. Quelquefois, l'indigestion intervient après l'ingestion d'un plat mal toléré, c'est l'intoxication alimentaire. Elle peut s'accompagner de nausées, vomissements et diarrhées, l'organisme cherchant à rejeter ces aliments nocifs. Le seul danger est le risque de déshydratation, surtout chez les jeunes enfants et les vieillards.

Les nausées peuvent être un symptôme

d'indigestion, mais elles peuvent être également le signe d'une autre maladie, voire d'une grossesse. Si elles apparaissent anormalement, sans cause particulière, consultez un médecin.
Le mal des transports peut aussi être à l'origine de nausées, d'indigestion, voire de vomissements.

CONSEILS :

- Buvez beaucoup, mais proscrivez toute absorption d'alcool.
- Si vous vomissez, compensez par la prise d'aliments riches en potassium.
- Prenez des repas légers, après vingt-quatre heures ou quarante-huit heures de jeûne complet.
- Evitez les graisses et les plats trop lourds à digérer.

ALIMENTS À PRIVILÉGIER :

- Fenouil, céleri, ananas, pamplemousse, persil, légumes verts à feuilles, raisin, topinambour, aubergine, citrouille, abricot, riz, chou, pomme, carotte.

Hernie hiatale - reflux gastro-œsophagien

La hernie hiatale est une affection qui se situe entre l'œsophage et l'estomac. L'œsophage est le tube qui relie le pharynx à l'estomac. Si le sphincter du bas œsophage, qui est normalement fermé en période de repos, est ouvert et laisse passer les sécrétions gastriques dans l'œsophage, cela entraîne un reflux, cause de sensations de brûlure dans toute la poitrine et de régurgitations. La digestion rendue difficile s'accompagne alors de flatulences. Dans la hernie hiatale, l'estomac remonte anormalement dans la poitrine du fait d'une faiblesse diaphragmatique. Ces symptômes sont très sensibles à l'hygiène alimentaire du malade.

CONSEILS :

- Multipliez le nombre des repas, prenez quatre à cinq repas légers, plutôt que deux ou trois plus copieux.
- Supprimez boissons gazeuses, pain frais, légumineuses, pouvant entraîner des flatulences.
- Evitez de boire trop pendant les repas, supprimez alcool et tabac.
- Diminuez les produits acides, le café fort ainsi que les aliments riches en graisses qui ralentissent le tonus du sphincter du bas œsophage.
- Evitez la position allongée juste après la prise d'aliments et les vêtements ou ceintures trop serrés.

ALIMENTS À PRIVILÉGIER :

- Légumes cuits à la vapeur, citrouille, haricot vert, fenouil, pomme de terre, ananas, aubergine, raisin, pêche, fruits non acides, poire, banane.

Ulcère gastro-duodénal

L'ulcère digestif est une plaie de la paroi digestive. Maladie très fréquente puisqu'elle touche dans nos pays industrialisés près de 10% de la population. L'ulcère est deux fois plus nombreux chez les hommes que chez les femmes.
Les ulcères duodénaux sont les plus fréquents. Ils touchent le duodénum, c'est-à-dire les premiers centimètres de l'intestin qui font suite à l'estomac.
Ceux qui se situent sur la paroi de l'estomac, les ulcères gastriques, sont moins courants.
La maladie se manifeste généralement par des brûlures, voire des vomissements dans certains cas plus graves. La douleur est calmée par la prise alimentaire, surtout antiacide comme le lait, mais revient après les repas. Elle est due à l'agression de la muqueuse par les sucs digestifs acides. L'ulcère est en général secondaire à la conjonction de plusieurs facteurs : génétique, nutritionnel, tabagisme, consommation d'alcool qui sont souvent associés à la gastrite chronique.
L'environnement et le stress joueraient également un rôle non négligeable.
Enfin, une bactérie, l'hélicobacter pyroli, détectée dans l'estomac des patients, contribuerait à la formation ulcéreuse.
Un traitement médical spécifique est alors des plus efficaces.

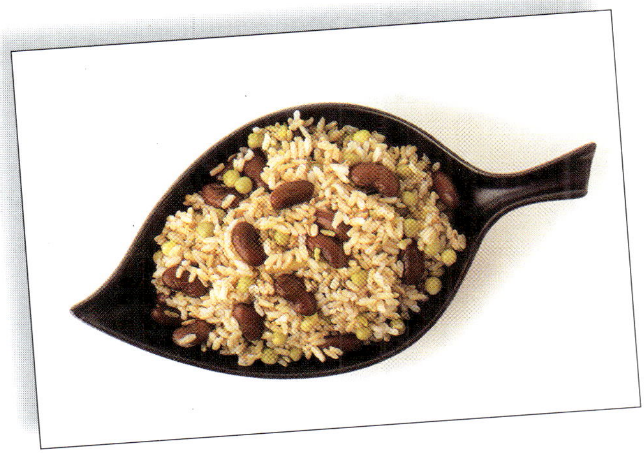

DEPUIS LES TEMPS LES PLUS RECULÉS, LE RIZ EST L'UN DES ALIMENTS LES PLUS CONNUS ET LES PLUS POPULAIRES POUR AIDER À LUTTER CONTRE LA DIARRHÉE.

CONSEILS :

- Ne fumez pas, car cela aggrave la sécrétion digestive acide et contribue à favoriser les récidives.
- Evitez l'alcool, surtout à jeun.
- Evitez les aliments qui stimulent la sécrétion acide de l'estomac : la caféine, les plats épicés, l'ail, les clous de girofle, le poivre, les boissons gazeuses, etc.
- Prenez des repas légers et à heures fixes.
- Reposez-vous, évitez le stress qui contribue à l'apparition de la maladie.
- Favorisez les aliments riches en fibres et en vitamine C.
- Consommez de préférence des viandes maigres et du poisson.
- Faites attention aux laitages et aux fromages qui ne sont pas antiacides, au contraire.

ALIMENTS À PRIVILÉGIER :

- Céréales complètes, asperge, fenouil, poivron, céleri, salsifis, épinard, lentilles, pois, pois chiche, petit pois, flageolet, carotte, chou, pomme, pomme de terre, raisin, fruits rouges, kiwi.

Constipation

La fréquence normale des selles est, chez l'homme, de deux à trois fois par jour à trois fois par semaine. C'est une erreur de croire que l'on est constipé si l'on ne va pas quotidiennement à la selle. Par contre, un changement durable de la fréquence quotidienne peut être un signe d'alerte. De même, si les selles sont dures, peu abondantes, évacuées avec difficulté et douleurs. Si les signes persistent, consultez un médecin qui saura faire le diagnostic en éliminant la cause sous-jacente d une maladie intestinale.

On distingue deux formes de constipation :

La constipation spasmodique, qui a pour origine une obstruction du gros intestin, les contractions étant insuffisantes pour faire progresser le bol fécal.

La constipation atonique, au contraire, vient d'un manque de vitalité intestinale, c'est la plus fréquente. Les causes en sont d'une part le régime alimentaire mal adapté et d'autre part le manque d'exercices physiques, notamment la marche. Préférez ainsi une bonne hygiène de vie à l'usage abusif de laxatifs entraînant à la longue la perte d'éléments essentiels comme les vitamines et les oligo-éléments.

CONSEILS :

- Favorisez l'exercice physique et la pratique de la marche, au moins une heure par jour.
- Buvez 1,5 à 2 litres d'eau par jour. Une consommation hydrique insuffisante ralentit le travail des intestins et durcit les selles qui sont alors compressées.
- Consommez de préférence les aliments riches en fibres, préférables aux produits vendus en parapharmacie, beaucoup moins efficaces. Ils

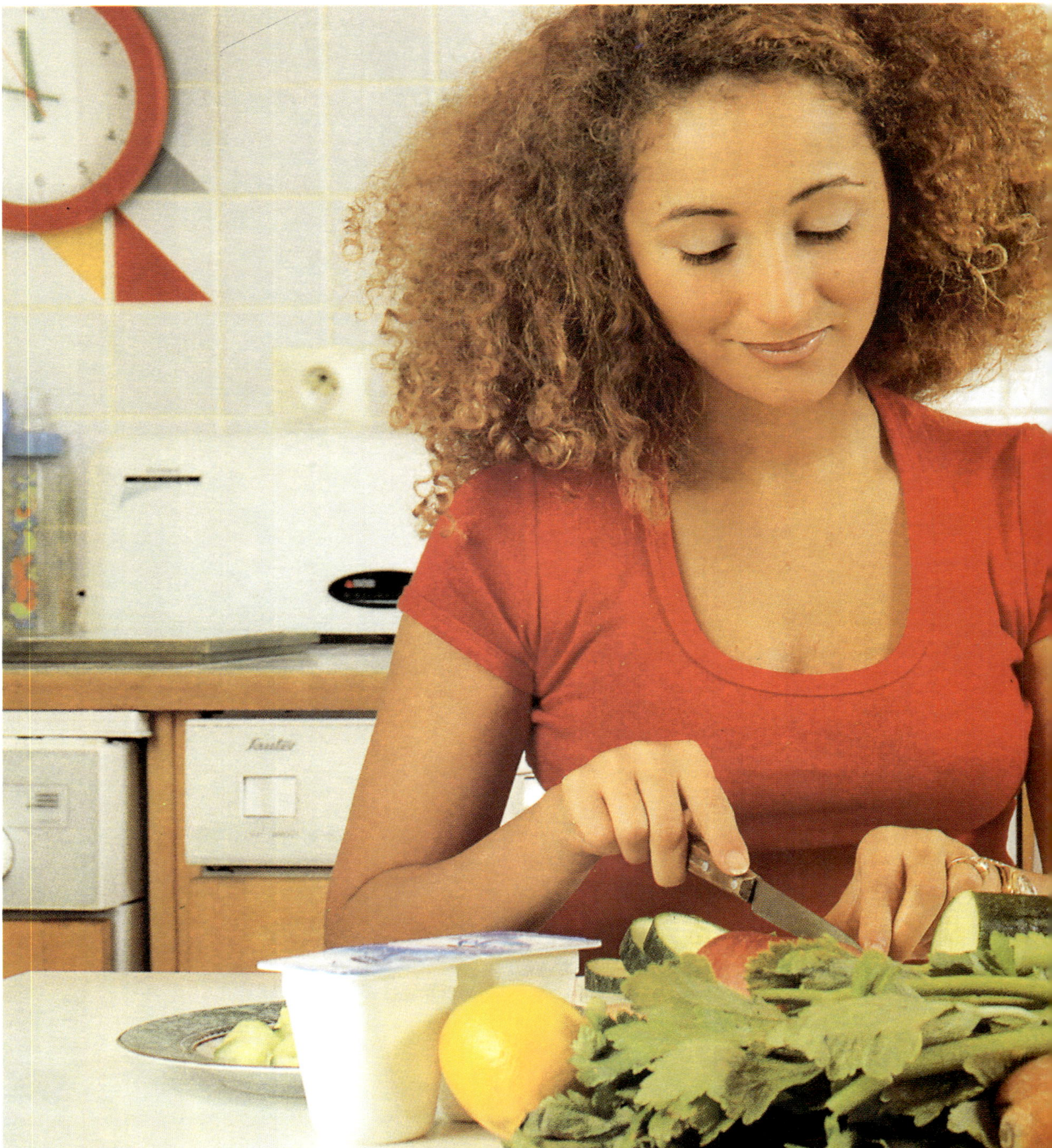

Nos choix alimentaires sont déterminants pour conserver au mieux notre capital santé,

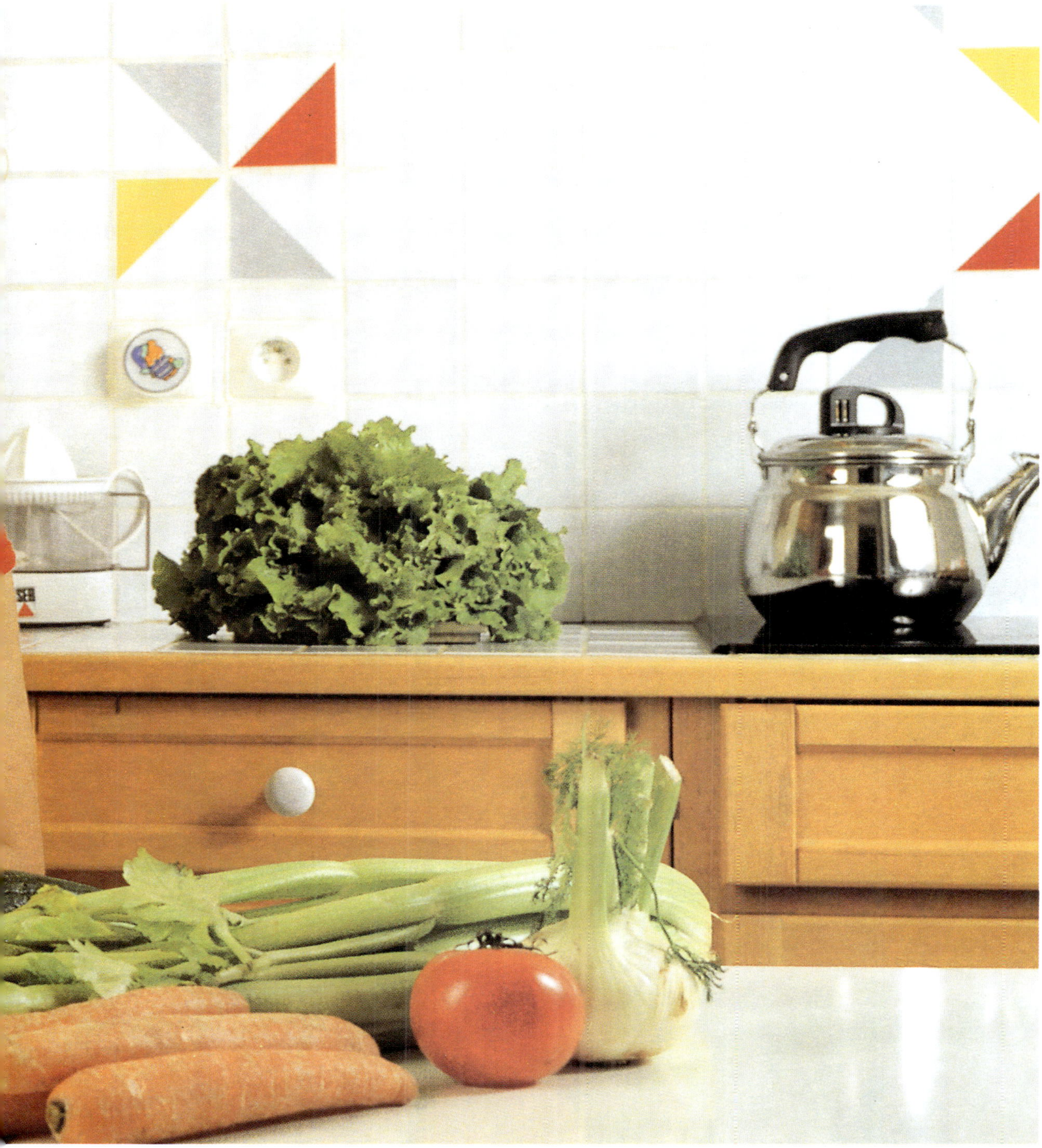

pour se sentir en forme et prévenir les effets du vieillissement.

favorisent la formation du bol alimentaire et auraient une action préventive sur certains cancers digestifs, en particulier celui du côlon.

- Attention toutefois à une consommation excessive du son et des fibres insolubles qui peuvent engendrer d'autres problèmes comme une anémie et la diminution de l'absorption du calcium.

ALIMENTS À PRIVILÉGIER :

- Abricot, bette, aubergine, carotte, chou, chicorée, citrouille, épinard, céréales complètes, pain complet, figue, fraise, laitue, mâche, groseille, mûre, cerfeuil, orange, myrtille, pêche, pissenlit, rhubarbe, seigle, tomate, topinambour, haricot, lentille, pois, ananas, banane, pruneau, oignon.

Diarrhée

La diarrhée se produit en cas d'accélération du transit intestinal, les liquides étant alors mal absorbés, les selles deviennent molles, ou liquides.

Les diarrhées aiguës durent en général moins de vingt-quatre heures. Elles peuvent être secondaires à un excès alimentaire, à des médicaments, à des plats avariés, au stress, à un coup de chaleur.

La diarrhée chronique qui dure plus de quarante-huit heures peut être le signe d'une maladie plus grave, il faut alors consulter un médecin.

CONSEILS :

- Evitez les boissons gazeuses qui accélèrent le transit intestinal.
- Il faut absolument réhydrater l'organisme, surtout chez le vieillard et le jeune enfant, afin de remplacer l'eau perdue par l'organisme.
- Evitez le thé et alcool qui peuvent encore aggraver la déshydratation.
- Evitez le café, qui a une action laxative, de même que certains aliments du type figues ou pruneaux.
- Mangez légèrement pendant vingt-quatre heures.
- Ensuite, rééquilibrez progressivement votre alimentation avec du riz cuit à l'eau, des carottes, puis réintroduisez progressivement des légumes et fruits cuits à la vapeur.

ALIMENTS À PRIVILÉGIER :

- Carotte, abricot, riz, cassis, châtaigne, coing, chou, figue, grenade, mûre, pomme, poire, noix, orge, nèfle, banane.
- Pour les nourrissons, coupez le lait des biberons, donnez-leur de la soupe de carotte et n'hésitez pas, si les problèmes persistent, à avoir recours aux produits médicamenteux spéciaux sur les conseils de votre médecin ou de votre pharmacien.

Colopathie fonctionnelle et côlon irritable

Cette maladie, qui n'est pas liée à une lésion organique, est secondaire à des contractions irrégulières et à une paresse du côlon qui empêchent le bol alimentaire de progresser normalement.

La digestion est plus lente, plus difficile, entraînant des selles irrégulières, des ballonnements, des flatulences, des nausées...

Etant donné qu'il n'existe aucun signe spécifique de cette maladie, on fera le diagnostic par élimination des autres causes possibles. Les causes peuvent être le stress, l'anxiété, l'abus de médicaments (laxatifs), une intolérance à certains produits alimentaires.

CONSEILS :

- Une bonne hygiène de vie, tant sur le plan physique qu'alimentaire, est essentielle pour venir à bout de la colopathie fonctionnelle.
- Evitez les excès de stress, le surmenage, les soucis, apprenez à contrôler vos émotions, avec des pratiques du type relaxation et yoga.
- Evitez les aliments qui ne vous conviennent pas comme les pois, les légumineuses, certains laitages...
- Mangez à des heures régulières et évitez les repas trop copieux.
- Mangez lentement.
- Buvez au minimum 1,5 litres d'eau par jour.
- Faites de l'exercice physique.
- Consommez de préférence des aliments riches en

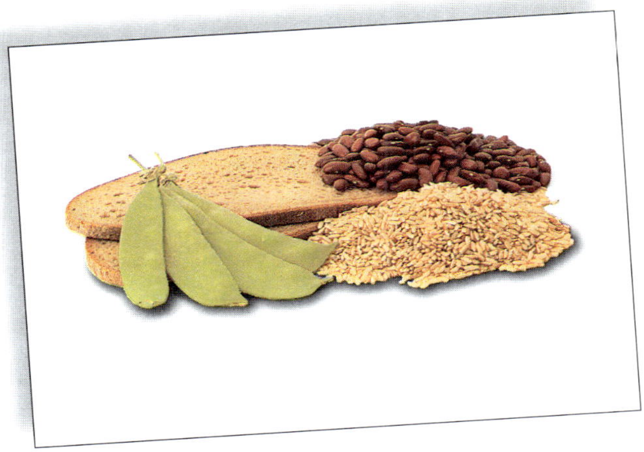

LES ALIMENTS RICHES EN FIBRES COMME LES CÉRÉALES SONT PARTICULIÈREMENT INDIQUÉS EN CAS DE PARESSE INTESTINALE ET DE COLOPATHIE FONCTIONNELLE.

fibres et des yaourts, riches en bactéries, reconstituant la flore intestinale.

ALIMENTS À PRIVILÉGIER :

- Céréales complètes, avoine, orge, seigle, pain complet, pomme, datte, asperge, poireau, fenouil, salsifis, céleri, épinard, citrouille, navet, raisin, figue, orange, riz, son de blé.

Sensibilité alimentaire et allergie

Si une protéine alimentaire passe dans le sang sans être complètement digérée, il peut s'en suivre une réaction de défense de l'organisme avec possibilité de tout un cortège de manifestations allergiques associées.

Ces réactions allergiques surviennent avant l'âge de trente ans et ont fréquemment une origine génétique. Les signes d'alerte sont souvent des troubles gastro-intestinaux, des nausées, des vomissements, des douleurs, mais également d'autres manifestations d'ordre respiratoire, rhinites, toux, asthme, ou d'ordre cutané, éruptions, eczéma...

Le choc anaphyllactique en est la manifestation la plus extrême et la plus dangereuse, il peut même être mortel.

Certains aliments peuvent provoquer une intolérance alimentaire avec digestion difficile et nausées mais sans manifestation allergique ; apprenez à les distinguer pour les bannir de vos menus.

CONSEILS :

- Evitez de manger des aliments qui ne vous conviennent pas. Quelquefois, il n'est pas facile de les identifier. Faites-vous aider par un médecin ou un nutritionniste.
- Compensez les carences que peut entraîner la suppression de certains aliments en les remplaçant par d'autres aux propriétés nutritives identiques.
- Pour les nourrissons, privilégiez l'allaitement au sein maternel jusqu'à cinq ou six mois, si l'enfant souffre d'une allergie alimentaire, notamment au lait de vache. Vous l'aiderez ainsi à passer naturellement ce cap difficile car les allergies alimentaires sont de moins en moins fréquentes quand l'enfant grandit.
- Evitez également certains aliments comme les dérivés du soja, les noix, les œufs chez les enfants en dessous d'un an.

Recto-colite

C'est une maladie due à une inflammation du côlon. La gravité dépend de ses symptômes : diarrhées ou selles dures, perte de l'appétit, douleurs et crampes abdominales...

La majorité des cas concerne la forme bénigne de la maladie, mais certaines formes, plus sévères, peuvent conduire à une intervention chirurgicale. Les récidives sont fréquentes et l'hygiène de vie est essentielle dans le traitement.

CONSEILS :

- Choisissez une alimentation riche en fibres solubles.
- Evitez les noix, son, grains de maïs qui irritent l'intestin.
- En cas d'anémie, recherchez l'apport de fer dans certains aliments comme le foie par exemple, car celui que l'on retrouve dans certains végétaux est peu assimilé par l'organisme. Toutefois, celui-ci sera mieux absorbé s'il est accompagné de vitamine C que l'on trouve dans un jus d'orange, de kiwi ou de pamplemousse.
- Evitez les boissons gazeuses ou glacées.
- Fractionnez les repas en plusieurs petites collations prises à heures fixes.
- Buvez beaucoup, surtout en cas de diarrhées.

ALIMENTS À PRIVILÉGIER :

- Carotte, artichaut, avocat, chou, orange, pamplemousse, raisin, tomate, pomme, navet, fenouil, poivron, asperge, poireau, céleri, persil, épinard, riz, lentille, pomme de terre, mâche, bette, citron.

Hémorroïdes

Les hémorroïdes sont de petites varices saillantes situées au niveau de l'anus et du rectum.

Les hémorroïdes internes peuvent saigner, s'obstruer, enfler, mais ne provoquent pas de douleurs. Les hémorroïdes externes, recouvertes de peau, peuvent donner lieu à de violentes douleurs, des démangeaisons et des sensations de brûlure.

Les signes d'appel sont fréquemment des douleurs lors du passage des selles, des démangeaisons, du sang dans les selles. Vérifiez avec votre médecin qu'il ne s'agisse pas d'une maladie plus grave, notamment en cas de saignements répétés.

La grossesse, les accouchements répétés, l'obésité, le manque d'exercices physiques sont autant de facteurs favorisants puisqu'ils augmentent la pression sur les parois veineuses.

Quelquefois, il existe des prédispositions familiales.

CONSEILS :

- Buvez beaucoup d'eau, au minimum 1,5 litre par jour, pour éviter d'avoir des selles trop compactes et dures.
- Evitez les aliments irritants, les plats trop épicés.
- Ayez une activité physique régulière, faites de la marche le plus souvent possible.
- Vous pouvez utiliser du jus de pruneaux pendant les crises comme laxatif doux car il favorise le transit et ramollit les selles.
- Consommez des aliments contenant des fibres.

ALIMENTS À PRIVILÉGIER :

- Amande, flocons d'avoine, carotte, brocoli, chou de Bruxelles, épinard, haricot, laitue, maïs, pain de seigle, noix, pain complet, pomme de terre, son, asperge, poireau, fenouil, salsifis, lentille, pois, riz, pissenlit, chou, bette, melon, myrtille, châtaigne, banane.

Gaz intestinaux - flatulence abdominale

La flatulence est causée par un excès de gaz intestinaux qui crée un gonflement inconfortable du ventre. Le phénomène peut être lié au fait d'avoir mangé trop rapidement, consécutif à un stress ou peut être le symptôme d'une autre maladie, comme l'ulcère de l'estomac, ou la maladie de Crohn.

CONSEILS :

- Mangez lentement.
- Buvez par petites gorgées, évitez les boissons gazeuses.
- Prenez des repas légers et fractionnés.
- Evitez les légumes secs : pois, pois chiches, flageolets.
- Evitez les aliments trop riches en fibres comme le son qui, tout en augmentant le transit intestinal, favorise également les gaz.
- Consommez des yaourts qui aident à reconstituer l'équilibre de la flore intestinale.

ALIMENTS À PRIVILÉGIER :

- Coing, fenouil, orange, persil.

Obésité

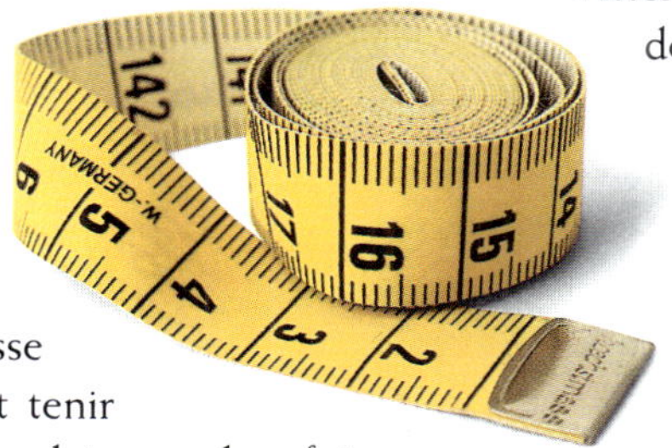

On définit par obésité le fait de peser 20% de plus que son poids idéal (établi sur les tables des spécialistes) en rapport avec sa taille et sa masse osseuse. Il faut également tenir compte de la masse musculaire quelquefois importante, notamment chez certains sportifs.

Index de Quetelet (mesure le degré d'obésité) :

Calcul de la masse corporelle - Poids (en kilo) / divisé par la taille (en mètre) au carré.

Il doit être compris entre 18,5 et 25.

Supérieur à 27,8 pour les hommes

et à 27,3 pour les femmes = obésité.

Obésité importante à partir de 31,1.

Ce problème typique de nos sociétés occidentales n'est pas aussi anodin qu'il y paraît car, en dehors des critères esthétiques imposés par la mode, il prédispose à un certain nombre de maladies et réduit l'espérance de vie des sujets en surpoids. L'obésité prédispose au diabète, à l'infarctus, à l'arthrose, à l'hypertension, à la goutte, aux problèmes respiratoires et accroît les risques de cancer.

Trois facteurs principaux interviennent dans l'obésité dans des proportions variables selon les individus.

- Les facteurs génétiques et la prédisposition familiale souvent liée aux habitudes alimentaires prises au sein de la famille.
- Les troubles métaboliques et hormonaux.
- Les problèmes psychologiques.

La majorité des enfants obèses deviennent par la suite des adultes obèses, d'où l'importance de surveiller très tôt le surpoids chez un enfant.

Les choses ne sont pourtant pas aussi simples quand on sait que 95% des obèses regagnent leur poids perdu après un régime. Toutefois, une alimentation équilibrée, pauvre en graisse, associée à une activité physique régulière donne à la longue de bons résultats, à condition de s'y tenir.

Attention aux régimes miracles et aux médicaments de type diurétique, hormones et coupe-faim qui représentent un véritable danger pour l'organisme.

Dans un premier temps, faites-vous aider par un médecin nutritionniste qui saura utilement faire votre bilan et vous conseiller sur vos habitudes alimentaires.

CONSEILS :

- Calculez votre poids idéal.
- Etablissez le nombre de calories que vous consommez par jour, de même que leur teneur en graisses.
- Consultez un médecin qui équilibrera votre alimentation.
- Réduisez les graisses de toute nature et l'alcool.
- Attention aux pâtisseries, amuse-gueule, gâteaux d'apéritif, cacahuètes, bonbons, glaces, qui apportent beaucoup de calories sans y paraître.
- De même, évitez les fromages gras, les viandes grasses, les charcuteries, sodas et fruits secs.
- Buvez de l'eau minérale.

ALIMENTS À PRIVILÉGIER :

- Céleri, cerise, haricot, poivron, navet, endive, pissenlit, pastèque, raisin, pomme, pomme de terre, ananas, pamplemousse, bette, pâtes, riz, pain complet, mais aussi les viandes maigres et poissons.

Une alimentation saine, équilibrée, en rapport avec nos besoins caloriques quotidiens et un minimum d'exercice physique sont sans aucun doute les moyens d'action les plus naturels et les plus efficaces pour le traitement et la prévention de la grande majorité des surcharges pondérales.

Calculs biliaires

On appelle calculs biliaires des précipitations qui forment de petits cailloux dans la vésicule biliaire et dans le canal cholédoque. Ils peuvent être composés de cholestérol, calcium ou pigments. Sur le plan épidémiologique, les femmes sont touchées deux fois plus que les hommes.
Une bonne hygiène alimentaire permet de stabiliser l'évolution et la création de nouveaux calculs.

CONSEILS :

- Evitez les repas riches en graisses.
- Stabilisez votre poids et le niveau de cholestérol sanguin qui sont des facteurs aggravants.
- Evitez les fritures.
- Consommez préférentiellement des aliments qui contiennent des fibres solubles.

ALIMENTS À PRIVILÉGIER :

- Féculents, pain, riz, son d'avoine, légumineuses, chicorée, pissenlit, raisin, chou, céréales, pruneau, amande, abricot sec, haricot sec, coing, petit pois, noix, épinard, carotte, chou-fleur, banane, poire, pomme.

Cancers intestinaux

Même si les derniers progrès thérapeutiques ont permis une nette progression des taux de survie et de guérison des cancers, notamment de la sphère digestive, ils restent néanmoins une pathologie grave et redoutée.
Le cancer est secondaire à une détérioration du matériel génétique des cellules d'une partie de l'organisme qui prolifèrent de manière anarchique et sans remplir leur fonction initiale tout en détruisant les tissus voisins.
Dans un second temps, ces cellules peuvent même migrer dans d'autres parties du corps par le biais de la circulation sanguine et lymphatique, entraînant des tumeurs secondaires appelées métastases.
Les causes des cancers sont doubles, à la fois internes liées à notre hérédité et externes liées à l'environnement, à notre capacité de réaction vis-à-vis de celui-ci et à la nutrition.
Les facteurs environnementaux : pollution, agents chimiques, stress... sont encore mal connus et l'on apprécie difficilement leur impact exact. Ils jouent néanmoins un rôle non négligeable dans l'apparition de la maladie.
L'alimentation a fait l'objet d'études qui ont prouvé qu'elle peut aussi bien être un facteur d'induction et de prévention sur les cancers digestifs, notamment pour celui du côlon.
Les symptômes d'alerte fréquents dans les cancers digestifs sont un amaigrissement, des troubles digestifs persistants, des douleurs abdominales, des modifications du transit et des selles, du sang dans les selles. Autant de petits signes possibles de la maladie qui doivent vous amener à consulter votre médecin qui fera le bilan et ordonnera les examens complémentaires nécessaires.
Une bonne hygiène de vie préventive, ainsi qu'une alimentation adaptée permettront d'éviter une grande partie des facteurs de risques de cette maladie.

CONSEILS :

- Arrêtez le tabac. Son rôle est prouvé dans l'apparition des cancers de la bouche, de l'œsophage, du pancréas, de l'estomac, mais aussi de la vessie et de l'utérus.
- Abstenez-vous de consommer de l'alcool. A forte dose, il constitue un facteur de risques supplémentaires, notamment dans les cancers de la bouche, de l'œsophage, du larynx, du pharynx et du foie.
- Evitez les graisses animales ou celles que l'on trouve dans l'alimentation industrielle. Elles augmentent la fréquence des cancers digestifs, notamment dans les pays occidentaux où on les consomme de plus en plus au détriment des fruits, légumes et céréales. D'autre part, la surconsommation de «mauvaises» graisses est en grande partie responsable de l'augmentation de l'obésité dans les pays industrialisés, qui représente elle aussi un facteur de risque important des cancers.

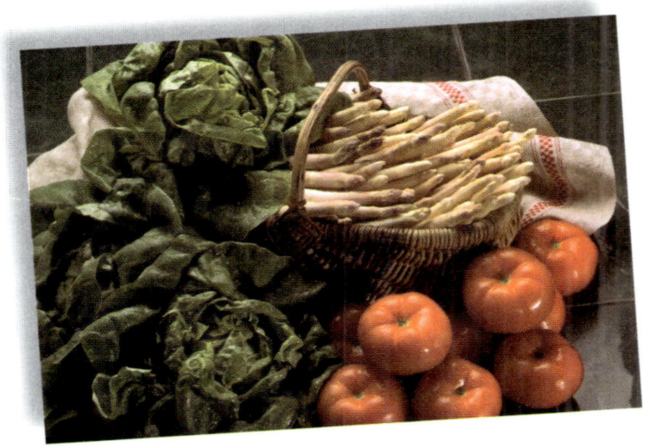

BIEN CHOISIR LES ALIMENTS QUI COMPOSENT LE PANIER DU MARCHÉ, EST SANS AUCUN DOUTE LE PREMIER GESTE DE PRÉVENTION POUR ÉVITER CERTAINES MALADIES GRAVES COMME LES CANCERS INTESTINAUX.

- Attention aux aliments conservés par salage, ou marinés, qui peuvent favoriser l'apparition de cancers digestifs, en particulier celui de l'estomac.
- Certains types de cuisson pourraient également être incriminés, surtout la partie carbonisée des aliments pour les viandes grillées ou les barbecues.
- Consommez de préférence des légumes, fruits et céréales, riches en vitamines (E, C, B), sélénium, bêta-carotène, fer et fibres jouant un rôle préventif dans l'apparition de ce type de cancer.

ALIMENTS À PRIVILÉGIER :

- Avocat, chou, céréales, maïs, noisette, amande, tomate, citron, fenouil, fraise, fruits rouges, kiwi, poivron, pomme de terre, raisin, orange, pamplemousse, épinard, bette, abricot, brocoli, carotte, potiron, laitue, pêche, prune, ail, oignon, persil, asperge, poire, salsifis, lentille, pois, pain complet, riz, son de blé, betterave, cerfeuil.

Maladie de Crohn

Cette maladie est due à une inflammation d'une ou plusieurs parties de l'intestin. Elle se manifeste par des douleurs et des diarrhées, souvent associées à une perte de poids. Elle entraîne une diminution de l'appétit qui peut être à l'origine d'une carence alimentaire. Elle touche plus volontiers les sujets jeunes de 15 à 35 ans. Dans la plupart des cas, on trouve une intolérance alimentaire à certains produits, ce qui favorise le développement de la maladie. Les produits laitiers, certains fruits crus, les fruits de mer et certaines céréales sont souvent incriminés par les patients.

Comme pour toute intolérance alimentaire, les sujets auront intérêt à surveiller très précisément leur alimentation avec, si possible, l'aide d'un diététicien pour diagnostiquer les agents responsables et prévenir d'éventuelles carences.

Aucun aliment ne peut provoquer la maladie, pas plus que la guérir. Toutefois, un bon équilibre alimentaire permet de soulager la maladie et d'éviter les carences nutritionnelles.

CONSEILS :

- Afin d'éviter les carences en vitamines et sels minéraux, on consommera de préférence les aliments riches en vitamine B, C, en calcium et en fer.

ALIMENTS À PRIVILÉGIER
SELON LA TOLÉRANCE DU SUJET :

- Pour les vitamines du groupe B : les légumes à feuilles vertes, légumineuses, pomme de terre, abats, foie, tomate, œuf, asperge, épinard, poireau.
- Pour la vitamine C : on recherchera les aliments suivants : citron, cassis, agrumes, fruits rouges, pomme de terre, chou, légumes verts à feuilles, poivron, poisson gras, hareng, saumon, raisin.
- Pour le calcium : laitages, épinard, brocoli, céréales, chou, pois chiche, pain complet, sardine, poivron.
- Pour le fer : abats, viande rouge, boudin noir, lentille, épinard, noisette.

PSYCHISME ET SYSTÈME NERVEUX

Dépression

C'est une maladie fréquente dans nos sociétés, puisque près de 30% de la population en est, ou en sera, victime à un moment ou à un autre de sa vie. La dépression se manifeste par un sentiment de tristesse, d'autodépréciation, une perte d'envie et de désir de faire les choses, un repli sur soi.

La plupart des dépressions sont dites réactionnelles, car secondaires à un choc psychologique, à la perte d'un proche, d'un travail, etc. Les autres causes, dites «endogènes», sont plus difficiles à apprécier. C'est le cas par exemple des phases dépressives de la psychose maniaco-dépressive.

Par ailleurs, les carences en vitamines (A, B1, B3, B6, C), acide folique, fer, magnésium, cuivre, peuvent engendrer un état dépressif du fait de leur action sur le métabolisme chimique de certaines hormones.

Certains médicaments ou pilules contraceptives, en abaissant le taux de vitamines (B6), pourraient être une des causes des syndromes dépressifs.

Les signes d'alerte qui doivent, s'ils s'installent, vous inviter à consulter un spécialiste sont la tristesse, le chagrin, une vue pessimiste des choses, des troubles de sommeil et de la libido, une baisse d'activité, des idées suicidaires.

Un régime alimentaire approprié peut aider à la prévention et au traitement des états dépressifs. Toutefois, il ne se substitue pas au traitement médicamenteux ou à la psychothérapie.

CONSEILS :

- Consommez de préférence des aliments riches en calcium et protéines.
- Evitez les carences vitaminiques et en sels minéraux.

ALIMENTS À PRIVILÉGIER :

- Asperge, avocat, amande, abricot, avoine, céleri, banane, orange, pomme, poire, raisin, soja, datte, châtaigne, épinard, haricot, millet, orange, fraise, pêche, lentille, orge, ail, artichaut, betterave, carotte, chou, fenouil, navet, oignon, laitue.

Migraine et maux de tête

La migraine est caractérisée par des maux de tête violents siégeant dans une moitié du visage ou du crâne, à la différence de la simple céphalée.

Elle peut s'accompagner de tout un cortège de symptômes associés, comme des troubles visuels, des nausées, des vomissements, une sensibilité à la lumière. Elle est souvent précédée par des signes annonciateurs du type fatigue, sautes d'humeur, faim, soif. D'autres fois, elle coïncide avec une période du cycle chez la femme. Enfin, dans bien des cas, elle survient sans préavis.

La crise peut durer de quelques heures à plusieurs jours et peut devenir invalidante, obligeant le sujet à rester allongé dans le noir. On recherchera des facteurs déclenchants qui peuvent être variables, comme la prise de certains médicaments, de boissons alcooliques, un état de stress.

Sur le plan alimentaire, divers produits peuvent induire une crise : on cite souvent la caféine, le chocolat, les œufs, la charcuterie, certains fromages. Les gens qui souffrent de sévères crises de migraine doivent recourir à un traitement médical spécifique. Enfin, le facteur héréditaire a été mis en évidence dans de nombreuses études.

CONSEILS :

- Evitez les aliments qui peuvent déclencher une migraine, notamment ceux qui contiennent des vaso-dilatateurs, cacahuète, ail, fromage, thé, café, charcuterie, banane, foie de génisse, levure, chocolat, œufs, etc.
- Apprenez à contrôler votre stress par des séances de relaxation.
- Pour les femmes, vérifiez si la période de la prise de votre pilule contraceptive n'est pas en rapport avec la survenue des crises.
- Evitez la prise d'alcool.

ALIMENTS À PRIVILÉGIER :

- Amande douce, cerise, chou, fenouil.

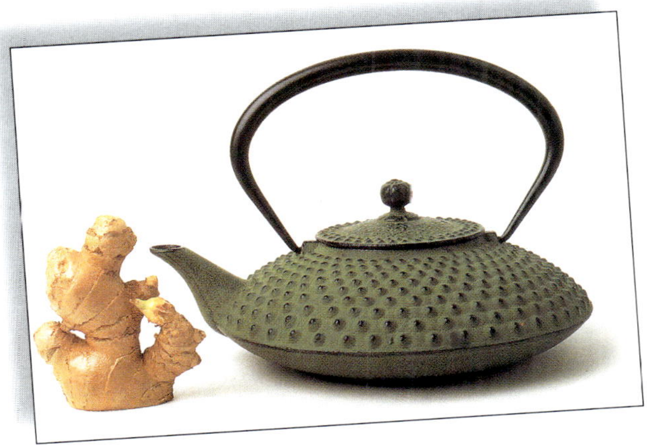

SI VOUS SOUFFREZ D'INSOMNIE, ÉVITEZ LES EXCITANTS COMME LE THÉ ET LE CAFÉ ET PRIVILÉGIEZ LES INFUSIONS DE PLANTES COMME LA VALÉRIANE, LE TILLEUL, LA CAMOMILLE OU LA PASSIFLORE.

Insomnie

D'après les statistiques, une personne sur trois souffrirait d'un manque de sommeil. Soit qu'elle ne dorme pas assez, soit qu'elle se réveille trop tôt sans pouvoir se rendormir, soit qu'elle ait du mal à trouver le sommeil. Très fréquemment s'installe alors le cercle vicieux de l'insomnie, avec son cortège de prise de somnifères qu'il est difficile de rompre.

On retrouve souvent dans les causes de l'insomnie le stress, l'anxiété, le surmenage, un état d'angoisse ou de dépression. Dans ce cas, il est essentiel de traiter le problème psychologique pour retrouver l'équilibre du sommeil.

L'obésité est également souvent nuisible à la qualité du sommeil. Elle favorise les ronflements et une maladie particulière appelée «apnée du sommeil» dans laquelle l'individu reste plusieurs secondes à vide d'air avant de pouvoir reprendre sa respiration. Cette pathologie peut être dangereuse sur le plan cardio-vasculaire et nécessite un traitement adapté.

L'hygiène de vie joue également un rôle important. Parmi les facteurs anti-sommeil, on retrouve fréquemment :

- le manque d'exercice,
- la prise d'alcool,
- la consommation abusive d'excitants du type thé ou café,
- un repas copieux pouvant engendrer des flatulences et des digestions difficiles,
- la consommation d'agrumes (jus d'orange) qui contiennent de la vitamine C en abondance le soir ; réservez ces jus pour le matin,
- le tabac qui est également un excitant,
- le coucher à des heures irrégulières,
- le fait de regarder la télévision, en particulier les films d'action, avant d'aller au lit.

CONSEILS :

- Sachez vous relaxer, prenez un bain chaud, écoutez de la musique douce, respirez profondément.
- Couchez-vous à heures régulières.
- Vérifiez la qualité de votre literie.
- Ne dînez pas trop tôt, mais évitez un petit creux au moment de vous endormir. Prenez un repas léger, évitez les plats difficiles à digérer comme les mets en sauce.
- Evitez le thé, le café et la cigarette le soir.
- Surveillez votre poids et faites de l'exercice physique.
- Les somnifères peuvent être utiles sur une courte période, n'en prenez pas si possible sur le long terme car ils engendrent un sommeil non récupérateur et peuvent entraîner une dépendance psychologique.
- Sur le plan diététique, les féculents agissent comme calmants, notamment par l'action de l'amidon qu'ils contiennent. De même, les aliments riches en magnésium sont connus pour leur action sédative sur le système nerveux. Le lait chaud au

moment du coucher aurait également une action sédative.

ALIMENTS À PRIVILÉGIER :

- Abricot, chou, citrouille, laitue, pêche, pomme, brocoli, céréales complètes, figue, légumes verts, légumineuses, maïs, noix, noisette.

Sclérose en plaque

Cette maladie se traduit par l'inflammation et la dégénérescence des gaines de myéline qui entourent les fibres nerveuses du cerveau et de la moelle épinière. Les recherches n'ont pas trouvé de corrélation significative entre la nutrition et l'évolution de la maladie. Toutefois, on conseille généralement un régime hypolipidique mais riche en graisses poly-insaturées. De même, on surveillera les apports caloriques pour éviter une prise de poids excessive qui peut gêner la mobilité du malade.

CONSEILS :

- Fractionnez les repas pour éviter la sensation de fatigue.
- Evitez les repas riches en glucides et en acides gras saturés.

ALIMENTS À PRIVILÉGIER :

- Avocat, noisette, noix de cajou, noix, huile d'olive, huile de noix, huile de soja, huile de tournesol, huile de pépins de raisin, poisson gras, fruits, légumes frais pour les vitamines et les oligo-éléments.

Stress et anxiété

Le stress est une réponse de l'organisme face à une situation donnée dans l'urgence. Il entraîne un état de tension réactionnelle qui peut être bénéfique dans certains cas, mais qui, le plus souvent, engendre un état de fatigue, une perte de la vigilance et de l'attention, des troubles du sommeil. A la longue, il peut même favoriser l'apparition de maladies cardio-vasculaires comme l'hypertension et devenir un facteur de risque d'accident cardiaque.

Tout événement malheureux, comme un décès ou la perte d'un emploi, peut alors induire une réaction de stress.

Sur le plan nutritionnel, beaucoup de personnes cherchent à compenser cet état d'agitation anxieuse par des grignotages tout au long de la journée. L'effet de la nourriture, en particulier celui des sucres sur l'organisme, est apaisant, réduisant le seuil de l'angoisse et de l'anxiété pouvant conduire la personne dans le cercle vicieux qui consiste à manger pour se calmer et devenir ainsi dépendante de la nourriture. A l'inverse et pour les mêmes raisons, d'autres individus ont une aversion pour la nourriture, qui peut aller jusqu'à l'anorexie pour les cas les plus extrêmes.

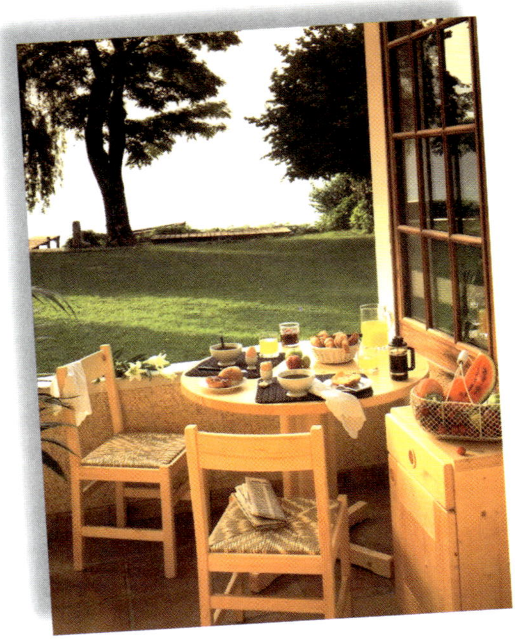

HALTE AU STRESS : ÉVITEZ LES REPAS PRIS À LA HÂTE, SUR LE POUCE, ET PRIVILÉGIEZ LES MOMENTS CONVIVIAUX DE LA TABLE POUR PROFITER AU MIEUX DE CES INSTANTS DE DÉTENTE ET VOUS RELAXER.

CONSEILS :

- Savoir gérer son stress n'est pas chose facile, cela peut prendre du temps et s'éduque progressivement, en particulier avec les techniques de relaxation et comportementales.
- L'exercice physique représente une aide précieuse puisqu'il incite à relâcher les tensions psycho-corporelles. L'eau et les bains ont également un pouvoir calmant et relaxant.
- Sur le plan diététique, attention aux repas pris à la hâte, sur le pouce, et aux petites fringales provoquées par le stress, surtout pour les sucres et les pâtisseries qui à la longue dérèglent l'horloge alimentaire et entraînent un surpoids.
- Attention également aux faux amis : thé, café, alcool qui ont un effet sédatif ou dynamisant sur l'instant mais qui ultérieurement amplifient l'effet de nervosité et de stress tout en inhibant le sommeil récupérateur.
- Ayez une alimentation saine en privilégiant les aliments riches en vitamines du groupe B et en magnésium, connus pour leurs vertus sur le système nerveux. De même, la vitamine C favorise les défenses de l'organisme et l'aide à mieux réagir face aux agressions extérieures.
- Enfin, si votre stress est lié à une compétition ou un examen par exemple et que vous avez besoin d'un apport d'énergie supplémentaire, préférez les féculents, le pain complet, le riz, les pâtes, les légumes secs riches en glucides complexes qui aident au maintien d'un taux de glycémie régulier dans le sang, à la différence des sucres rapides qui sollicitent davantage le pancréas et favorisent les «coups de pompe».

ALIMENTS À PRIVILÉGIER :

- Abricot, asperge, avocat, céréales complètes, banane, céleri, orange, poire, pomme, fraise, agrumes, raisin, riz, pâtes, soja, fruits secs, brocoli, fruits rouges, kiwi, cresson, fenouil, légumes secs, légumes verts, légumineuses, mais aussi le poisson.

Fatigue

La fatigue est avant tout un symptôme dont les causes peuvent être multiples : surmenage, stress, manque de sommeil, état dépressif, manque d'exercice physique, régime amincissant trop strict, alimentation pauvre en vitamines, sels minéraux, anémie...
Si elle persiste dans le temps, consultez un médecin qui éliminera les possibilités d'une maladie plus grave pouvant s'annoncer par une fatigue anormale et sans cause précise.

CONSEILS :

- Respectez une bonne hygiène de vie. Faites du sport et apprenez à vous relaxer.
- Gare aux stimulants type alcool, thé, café masquant pour un temps la sensation de fatigue mais qui ressurgit amplifiée une fois leurs effets terminés.
- Veillez à avoir un nombre d'heures de sommeil suffisant compte tenu de votre activité et de votre nature.
- Sur le plan nutritionnel, choisissez des aliments riches en fer, en vitamines et sels minéraux.
- Pour les personnes sujettes à l'hypoglycémie, favorisez les sucres lents comme les pâtes et le riz par rapport aux sucres rapides des pâtisseries par exemple.

ALIMENTS À PRIVILÉGIER :

- Céréales complètes, abricot, asperge, avoine, banane, blé, carotte, céleri, raisin, prune, riz, pâtes, salsifis, tomate, topinambour, agrumes, fruits rouges, citrouille, chou, épinard, fenouil, fraise, framboise, haricot, lentille, maïs, millet, persil, poire, pomme, prune, pain complet, orange, citron, mais aussi foie, viande, poisson.

Perte de mémoire

Même si la capacité de mémorisation baisse progressivement avec l'âge, il en est de la mémoire comme de la masse musculaire, il faut l'entraîner pour la garder le plus longtemps possible en parfait état de fonctionnement. Les pertes de mémoire sont généralement secondaires à une diminution de notre activité cérébrale.

Elles peuvent être également liées à une baisse de l'oxygénation des cellules du cerveau en rapport avec un déficit circulatoire ou un accident vasculaire cérébral. En luttant contre les facteurs d'artériosclérose, on lutte indirectement contre les pertes secondaires de mémoire.

Dans d'autres cas, surtout chez des personnes âgées, ce symptôme peut être révélateur d'une maladie plus grave comme la maladie d'Alzheimer.

CONSEILS :

- Pratiquez des exercices d'entraînement de la mémoire.
- Pratiquez des exercices physiques, gymnastique et yoga, qui favorisent la circulation cérébrale.
- Proscrivez les graisses cuites et animales qui favorisent les plaques d'athérome au niveau des vaisseaux sanguins.
- Evitez l'excès de sucre blanc et farine blanche qui seraient nuisibles à la membrane cellulaire.
- Enfin l'alcool, le tabac, le café, sont également de faux amis. Ils favorisent l'activité cérébrale dans un premier temps mais détériorent à la longue les fonctions mnésiques.
- Consommez de préférence les aliments riches en vitamines B12, E et en magnésium.

ALIMENTS À PRIVILÉGIER :

- Carotte, céleri, chou, cresson, betterave, épinard, tomate, laitue, soja, céréales complètes, blé, avoine, orge, millet, maïs, abricot, amande, noisette, figue, noix, orange, cresson, fraise, pêche, haricot, pomme, banane, avocat, asperge, épinard, pomme de terre.

La mémoire s'entretient et se développe tout comme un muscle. Faites-la travailler pour la garder aussi performante que possible, évitez certains aliments et excitants nocifs à long terme, privilégiez certains aliments riches en vitamines et sels minéraux qui peuvent jouer un rôle bénéfique sur le système nerveux.

GLANDES ENDOCRINES

Diabète

Le diabète est caractérisé par la présence de glucose dans les urines à un taux anormalement élevé et par un taux élevé de sucre dans le sang. Le sucre (ou glucose) est la principale source d'énergie des cellules de l'organisme qui, grâce à l'insuline, peuvent ainsi l'extraire du sang. Il nous est fourni par l'alimentation sous forme de sucre simple, de glucides complexes ou à partir d'autres nutriments. C'est le pancréas, une glande digestive, qui régule la sécrétion d'insuline dans le corps et par conséquent le taux de sucre dans le sang.

Si le taux de sucre dans le sang est trop faible, le fonctionnement du cerveau est perturbé. Cela peut entraîner des malaises, des sensations de vertiges et peut même aller jusqu'au coma en cas d'hypoglycémie majeure.

S'il est trop élevé, en cas d'hyperglycémie, le bon fonctionnement des cellules est altéré et peut entraîner des risques cardio-vasculaires (infarctus, accident vasculo-cérébral), de l'artériosclérose...

On distingue deux formes de diabète :

- Le diabète insulino-dépendant pour lequel on retrouve très souvent une prédisposition familiale.

  Dans ce type de diabète, certaines cellules du pancréas sont endommagées et ne fournissent plus suffisamment d'insuline à l'organisme. Le traitement repose sur l'administration externe d'insuline. Un régime alimentaire approprié est toutefois important pour aider à une bonne régularisation de la glycémie au cours de la journée.
- Le diabète non insulino-dépendant ou diabète gras.

  Dans ce cas, il persiste une sécrétion d'insuline mais celle-ci est insuffisante. Il est fréquent chez les gens obèses car le tissu gras demande un surcroît d'insuline. Il est souvent associé à d'autres facteurs de risques comme une mauvaise hygiène alimentaire mais aussi la sédentarité, l'hypercholestérolémie et l'hypertension.

La maladie peut rester longtemps silencieuse et se révéler un jour brutalement par une complication comme un accident vasculaire cérébral ou une cécité. En dehors des traitements médicamenteux, l'alimentation joue ici un rôle essentiel pour réduire le poids, prévenir les risques cardio-vasculaires et équilibrer la glycémie.

CONSEILS :

- Chez les diabétiques obèses, cherchez à réduire la consommation des lipides et des sucres. Les graisses sont limitées à 30% de l'apport calorique total avec 15 à 20% de protéines.
- Tentez de vous rapprocher le plus possible de votre poids idéal, avec l'aide au besoin d'un nutritionniste.
- Arrêt du tabac et de l'alcool.
- Fractionnez les repas : faites des repas moins copieux mais plus nombreux, de l'ordre de cinq à six par jour.
- Privilégiez les glucides complexes entraînant une digestion plus lente qui empêchent les brusques variations de la glycémie.
- Réduisez la consommation des graisses saturées contenues dans les frites, charcuteries, viandes grasses...

ALIMENTS À PRIVILÉGIER :

- Céréales complexes, pain complet, riz, pâtes, semoule, huile d'olive, haricot, salsifis, choux, pomme de terre, laitue, chicorée, cresson, noisette, noix, myrtille, banane, légumes secs, poireau, fenouil, épinard, lentille, légumineuse, petit pois, d'une manière générale tous les fruits frais et légumes mais aussi les poissons et viandes maigres.

Dysthyroïdie

La thyroïde est la glande qui se situe juste sous la pomme d'Adam. Grâce aux hormones qu'elle produit, l'organisme régule sa production d'énergie, ainsi que l'ensemble des fonctions métaboliques y compris la croissance et l'activité musculaire. La thyroïde a besoin de l'iode qu'elle trouve dans l'alimentation pour fabriquer ses hormones.

En cas de carence, elle peut augmenter de volume et donner un goitre. On retrouve une carence en iode dans de nombreuses régions du monde. Les autres causes d'hypothyroïdie peuvent être l'absorption d'aliments dits goitrogènes qui gênent la production des hormones, un dérèglement immunitaire ou une maladie de l'hypophyse. Enfin, à la naissance, certains bébés peuvent naître avec une thyroïde très atrophiée ou inexistante.

La maladie se traduit par divers signes : fatigue, perte de mémoire, prise de poids, constipation, peau et cheveux secs, sensibilité au froid, bouffissures des mains et du visage. Dans l'enfance, elle peut provoquer un retard de croissance, de maturité sexuelle et de développement du cerveau. On la traite par l'absorption médicamenteuse d'hormones thyroïdiennes.

L'hyperthyroïdie est le cas inverse, la thyroïde produit trop d'hormones thyroïdiennes. Elle peut

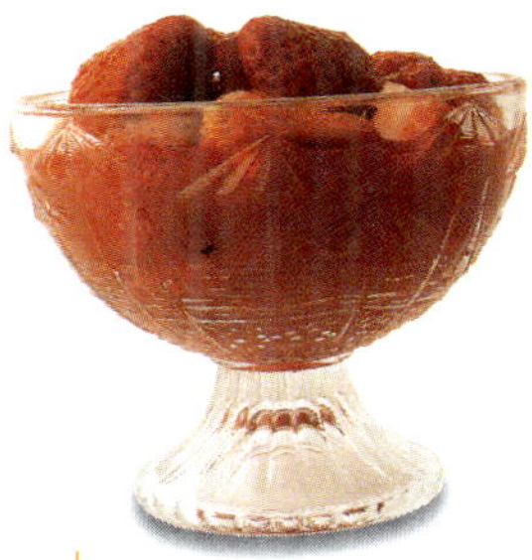

SI LES GLUCIDES RAPIDES CONTENUS DANS LES SUCRERIES ET PÂTISSERIES SONT DÉCONSEILLÉS AUX DIABÉTIQUES, EN REVANCHE LES GLUCIDES COMPLEXES CONTENUS DANS LES LÉGUMES, FRUITS ET CÉRÉALES, S'ILS SONT CONSOMMÉS DANS DE JUSTES PROPORTIONS, SONT PARTICULIÈREMENT INDIQUÉS.

être secondaire à un dérèglement du système immunitaire mais elle est souvent héréditaire, plus fréquente chez les femmes.
Les signes sont : une perte de poids, de la fatigue, l'irritabilité, de la diarrhée, des troubles du rythme cardiaque, une transpiration anormale, une exophtalmie, un appétit accru, des troubles des règles, une sensibilité à la chaleur.

CONSEILS POUR L'HYPOTHYROÏDIE :

- Surveillez votre poids, favorisez les aliments riches en fibres pour le transit intestinal.
- Consommez des aliments riches en fer et en acide folique, souvent déficitaire.
- Evitez les aliments goitrogènes comme le chou, les épinards et le soja, qui demandent à être bien cuits pour être consommés sans problèmes.
- Consommez suffisamment d'iode contenu dans le sel de mer par exemple.
- Consommez suffisamment d'aliments riches en bêta-carotène dont la transformation en vitamines A est perturbée en cas d'hypothyroïdie.

ALIMENTS À PRIVILÉGIER :

- Céréales, pain complet, légumineuses, sel de mer, fruits secs, son de blé, pois, pois chiche, raisins secs, figue, pain de seigle, haricot, laitue, pruneau, maïs, pomme de terre, persil, laitue, mais aussi fromage, lait, boudin, foie, œufs.

CONSEILS POUR L'HYPERTHYROÏDIE :

- Buvez beaucoup d'eau.
- Evitez les aliments comme les épices, les fibres.
- Evitez le café et le thé.
- Evitez l'alcool.
- Consommez de préférence les aliments riches en vitamines C et B, en calcium, car l'organisme en est affaibli.

ALIMENTS À PRIVILÉGIER :

- Asperge, brocoli, épinard, haricot sec, orange, pomme de terre, banane, pomme, persil, poivron, fenouil, cresson citron, fraise, cerfeuil, mâche, mais aussi lait, laitages, fromage, œuf.

APPAREIL URINAIRE

Calculs rénaux

Les calculs sont de petits amas minéraux qui se forment dans les reins et les voies urinaires et dont la taille est variable. Ils se manifestent souvent brutalement par une douleur intense qui débute dans le dos et migre vers le pubis. Cette douleur persiste en général jusqu'au moment de l'élimination de la pierre. Si possible, faites analyser le calcul après émission pour en déterminer la composition chimique.
On distingue plusieurs formes de calculs urinaires :
les calculs constitués de dépôt de calcium résultent en général d'une augmentation de calcium dans les urines avec quelquefois un taux de calcium sanguin tout à fait normal. On peut retrouver quelquefois l'origine du désordre métabolique dans un dysfonctionnement des parathyroïdes.
On conseille généralement de réduire l'apport calcique et de diminuer la consommation des produits laitiers. De même on évitera l'excès de sel et de viande (une fois par jour maximum), car ces produits diminuent la réabsorption du calcium qui fuit alors dans les urines.
Les calculs d'acide urique, moins courants, proviennent d'une alimentation trop riche en acide urique ou d'une augmentation de sa production. Ils sont traités par voie médicamenteuse. Bien souvent on retrouve une goutte associée pour laquelle il faut éviter la consommation d'abats, de gibier et l'excès de viande en général.
Les calculs oxaliques peuvent résulter d'une alimentation trop riche en oxalate : épinard, oseille, chocolat, rhubarbe.
Les calculs de phosphates ammoniaco-magnésiens surviennent quand les urines sont trop alcalines (trop peu acides), souvent après une infection urinaire.
Les calculs cystiniques, plus rares, résultent d'une maladie génétique.
Quelquefois la lithiase peut rester silencieuse sans

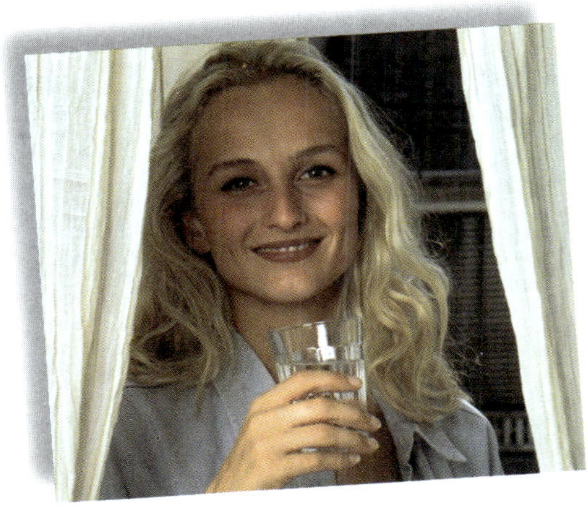

LE PREMIER RÉFLEXE
LORS D'ÉPISODES INFECTIEUX URINAIRES :
BOIRE BEAUCOUP D'EAU.

manifestations pendant de longues années. Le danger persistant est l'infection microbienne due à l'obstruction des voies urinaire avec le risque d'une défaillance rénale.

CONSEILS :

- Buvez beaucoup, au minimum 1,5 à 2 litres par jour.
- Pour les calculs d'oxalate de calcium, évitez de trop consommer d'aliments riches en vitamine C nécessaire à la production de ce composé.
- Evitez les aliments riches en oxalates : chocolat, cresson, épinard, fraise, haricot, poivron vert, thé, soja, raisin, céleri, aubergine.
- Réduisez votre consommation de viande. Si votre taux de calcium dans les urines est trop élevé, réduisez la consommation d'aliments qui en contiennent. Evitez également de trop saler les aliments.
- Consommez préférentiellement les aliments riches en vitamine A car sa carence favorise les calculs, et en vitamine B6 qui aide à prévenir l'apparition des calculs oxaliques.

ALIMENTS À PRIVILÉGIER :

- Carotte, abricot, brugnon, banane, chou, pomme de terre, asperge, melon, navet, noisette, noix, pêche, persil, poireau, pois, pois chiche, pomme, raisin, tomate.

Cystite - infection urinaire

La cystite est une infection du canal qui relie la vessie à l'extérieur du corps (urètre). Les signes d'appel sont en général une envie fréquente d'uriner, avec des douleurs au moment de l'émission de l'urine. Il est nécessaire de consulter un médecin qui prescrira les antibiotiques appropriés et d'éventuels examens complémentaires.

CONSEILS :

- Buvez beaucoup, de 2 à 3 litres par jour, pour augmenter le débit urinaire.
- Evitez les excitants : thé, café, épices, coca-cola.

ALIMENTS À PRIVILÉGIER :

- Jus de fruits, chou, navet, poivron, orge.

Si vous souffrez de calculs rénaux ou d'infection urinaire, buvez suffisamment et privilégiez les jus de légumes et de fruits comme ceux du chou, de la carotte, du raisin ou de la pomme, qui jouent un rôle de dépuratif urinaire.

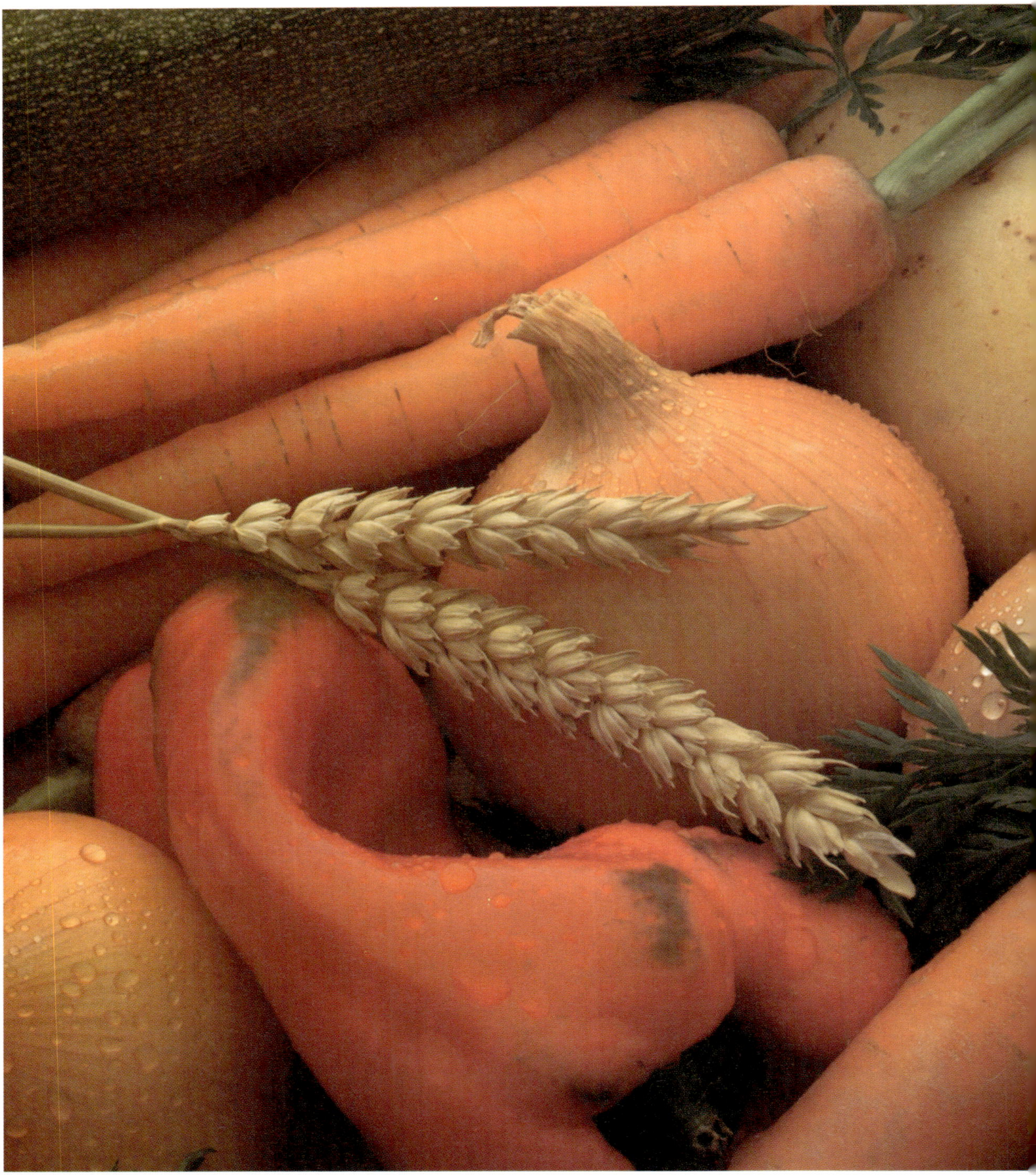

Carottes, poivrons, courgettes, ail, oignons...

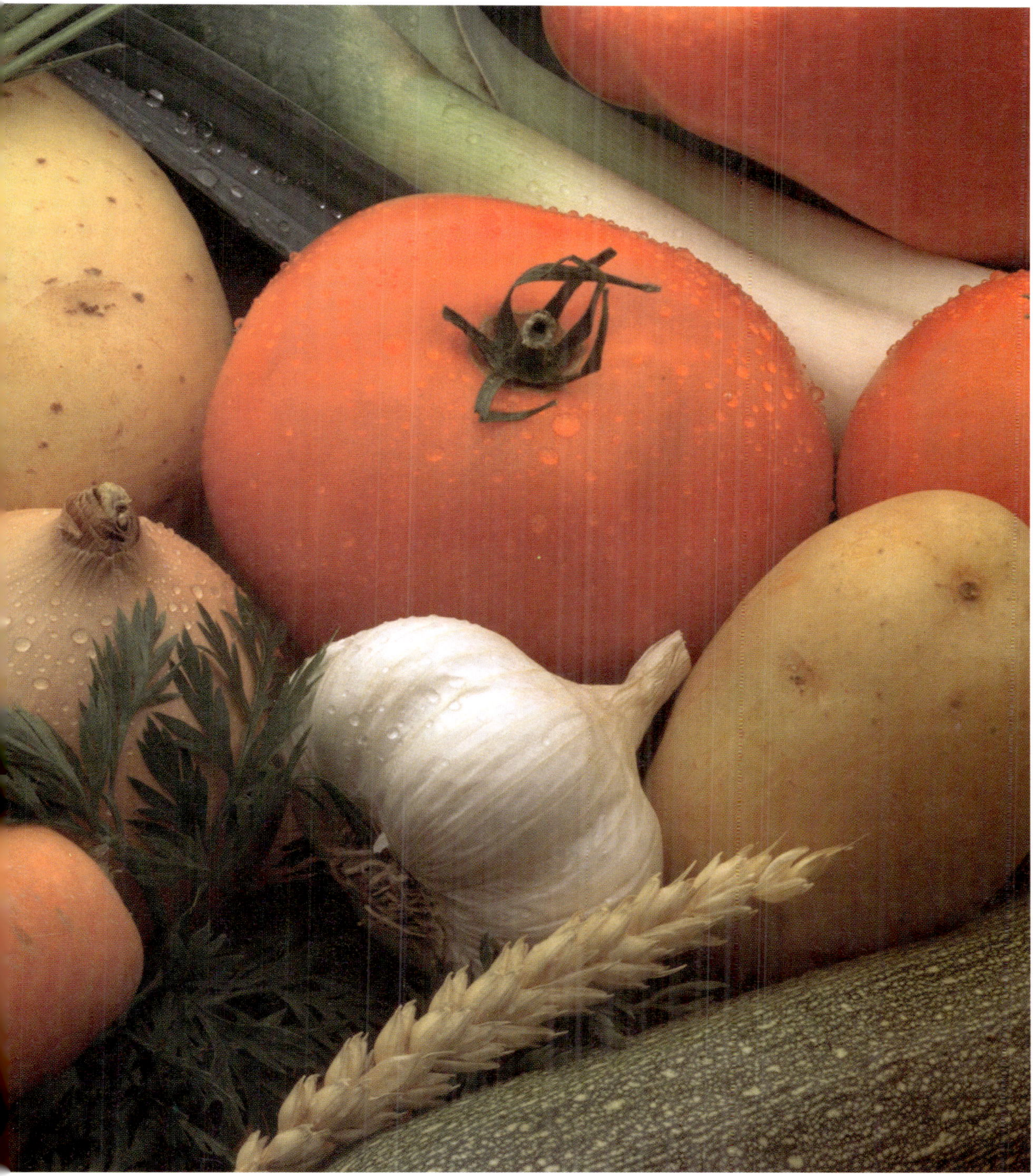

Faites le plein de vitamines tout en vous régalant !

LA PEAU

Acné

L'acné est très fréquente chez les jeunes entre 10 et 20 ans, notamment au moment de la puberté, période de bouleversement hormonal qui agit sur les glandes sébacées. L'acné touche volontiers les zones de la peau où les glandes sébacées sont abondantes, comme le visage, le cuir chevelu, les épaules, le cou, la poitrine. Les garçons y sont plus vulnérables du fait de l'augmentation du taux d'androgène (hormone mâle). Les filles peuvent en être aussi victimes, particulièrement durant la période précédant les règles.

En raison de l'excès de sébum provoquant l'occlusion des pores cutanés, une infection bactérienne peut apparaître avec irritation de la peau et des pustules.

On distingue l'acné non inflammatoire qui peut être traitée de façon simple avec des lotions et des crèmes à base de vitamine A, et l'acné inflammatoire avec pustules et kystes qui nécessite souvent un traitement antibiotique associé.

Sur le plan alimentaire, on incrimine un régime riche en sucres et en graisses (soda, hamburger, frites), appauvri en légumes et fruits, sources des oligo-éléments et des vitamines, en particulier celles du groupe A, B, C et E qui ont une action protectrice sur les agressions externes de la peau.

CONSEILS :

- Réduire les fritures, sandwichs, chips, biscuits, chocolat et sucreries.

ALIMENTS À PRIVILÉGIER :

- Pain complet, céréales, riz, tomate, navet, poivron, cresson, chou, citron, pamplemousse, orange, fraise, mâche, carotte, abricot, épinard, laitue, avocat, pissenlit, asperge, petit pois, mais aussi viande maigre, poisson.

Ongles

Les ongles sont le reflet de notre état général et notamment des carences alimentaires. En cas de malnutrition, l'organisme préfère privilégier certaines parties plus vitales du corps au détriment des ongles qui deviennent alors faibles, cassants, pâles. Les ongles sont formés d'une protéine, la kératine. Ils poussent au rythme moyen d'un millimètre par semaine, tout au long de notre vie.

CONSEILS :

- Plusieurs sels minéraux, lorsqu'ils sont en déficit, peuvent fragiliser les ongles. C'est le cas du fer : son apport alimentaire doit être suffisant pour avoir des ongles robustes et en parfaite santé. Une anémie peut être à l'origine de ce manque de fer. Le déficit en zinc peut être également responsable d'ongles cassants et secs.
- Evitez les boissons riches en tanin, qui empêchent son assimilation ; préférez les jus de fruits.

ALIMENTS À PRIVILÉGIER :

- Epinard, blé complet, noix de coco, raisin sec, cresson, pain complet, pain de seigle, figue et noix sèche, pruneau sec, persil, chou, ail, cacahuète, noix, champignon, lentille, pomme de terre, riz, tomate, mangue, ananas, banane, céréales complètes, légumineuses, mais aussi poulet, viande, volaille, boudin, œuf, poisson, laitages, fruits de mer.

Eczéma

Cette affection cutanée se manifeste par une rougeur de la peau, des démangeaisons, plus ou moins importantes, des plaques cutanées qui peuvent être suintantes dans un premier temps, puis se recouvrir d'une croûte, la peau devenant ensuite sèche et écailleuse.

On distingue deux formes d'eczéma :

- L'eczéma de contact dû à un produit irritant pour la peau : cosmétique, lessive, tissu, laine, métaux, peinture.
- L'eczéma atypique constitue le second groupe

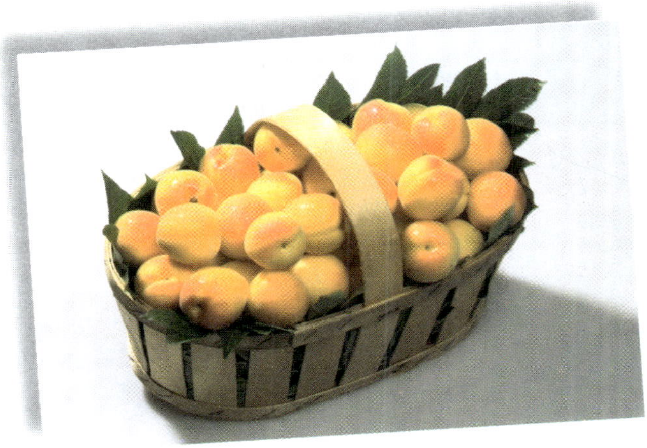

L'ABRICOT : EXCELLENTE SOURCE DE BÊTA-CAROTÈNE, PRÉCURSEUR DANS L'ORGANISME DE LA VITAMINE A, QUI JOUE UN RÔLE ESSENTIEL DANS L'ÉCLAT ET LE TEINT DE LA PEAU.

avec des sujets présentant un terrain allergique, héréditaire. C'est le cas pour la moitié des enfants atteints de cette affection.

On recherchera les aliments allergènes comme par exemple le lait, les œufs, les poissons, les fruits de mer, le blé, les tomates, les noix, ainsi que certains additifs contenus dans les préparations industrielles. Au besoin, un professionnel nutritionniste ou allergologue pourra vous aider dans la recherche des causes.

Chez le nourrisson, il s'agit souvent d'une intolérance au lait de vache. Pour le cas où le bébé serait encore allaité, on étudiera avec soin l'alimentation de la mère.

Une fois l'aliment coupable identifié, on procédera à un régime d'exclusion tout en évitant les carences éventuelles en remplaçant l'aliment coupable par d'autres aux propriétés nutritionnelles identiques.

CONSEILS :

- Certains produits sont irritants pour le tube digestif et favorisent la libération d'histamines dans l'intestin. Evitez l'alcool, les piments, le poivre, le paprika, la moutarde et certains médicaments comme l'aspirine et les anti-inflammatoires.
- Recherchez puis évitez tous les aliments qui déclenchent ou stimulent votre eczéma.

ALIMENTS À PRIVILÉGIER :

- Carotte, chou, asperge, navet, cresson, raisin, pissenlit, orange.

L'ŒIL

La vue

Certains oligo-éléments et vitamines sont essentiels pour le maintien d'une bonne vue. La vitamine A par exemple est indispensable à la vision, notamment à la vision nocturne. Elle est fabriquée dans l'organisme à partir du bêta-carotène, contenu dans certains aliments. De même, la vitamine C joue un rôle dans la protection de la macula dont la dégénérescence est l'une des premières causes de cécité chez les personnes âgées.

Les vitamines B et E sont également utiles à la vision. Une alimentation déséquilibrée peut jouer un rôle dans l'apparition de la cataracte. Un régime riche en graisses saturées ou qui comprend trop de sucres, comme dans le cas du diabète, altère la structure du cristallin. Les oligo-éléments, manganèse, sélénium, zinc, jouent également un rôle dans la prévention des troubles visuels.

CONSEILS :

- Evitez les graisses animales et les sucres rapides.

ALIMENTS À PRIVILÉGIER :

- Myrtille, carotte, abricot, mangue, patate douce, courge, épinard, chou, cassis, fraise, agrumes, brocoli, kiwi, poivron, potiron, prune, tomate, melon, laitue, cresson, banane, céréales complètes, pain complet, noix.

OS, ARTICULATIONS ET APPAREIL LOCOMOTEUR

Arthrose

L'usure des articulations avec le temps, associée à certains facteurs chimiques ou hormonaux, conduit à une détérioration progressive du cartilage qui recouvre les extrémités des articulations et joue le rôle d'amortisseur. Celui-ci normalement se régénère très vite pour assurer une parfaite mobilité aux jointures. Toutefois, avec l'âge, il s'amincit, se répare plus lentement, devient friable, pouvant causer des douleurs et même une inflammation articulaire avec rougeur et gonflement. A la longue, l'arthrose peut réduire la mobilité d'une ou de plusieurs articulations.
Les articulations les plus fréquemment touchées sont celles des doigts, des genoux, de la hanche, des épaules et de la colonne vertébrale.

CONSEILS :

- Aucun régime alimentaire particulier ne peut soigner l'arthrose. Toutefois, quelques recommandations d'hygiène de vie et une nutrition équilibrée, riche en calcium et en protéines, peut aider à son traitement et ralentir son évolution.
- Attention à la prise de poids. Un surpoids peut être un facteur aggravant de l'arthrose puisqu'il augmente la pression de charge au niveau de la surface articulaire.
- Pratiquez des exercices musculaires, en particulier ceux qui contractent les muscles sans mobiliser les articulations (exercices isométriques).
- La chaleur soulage souvent les douleurs de l'arthrose et aide à la relaxation des tissus musculaires. Utilisez des compresses chaudes, les bains de vapeur, les lampes spécialisées...
- Consommez de préférence les aliments riches en calcium, nutriments essentiels pour la bonne santé des os.

ALIMENTS À PRIVILÉGIER :

- Amande, brocoli, maïs, artichaut, asperge, carotte, céleri, chou, cresson, fenouil, framboise, groseille, melon, haricot, raisin, tomate, salsifis, topinambour, fraise, oseille, cassis, cerise, mais aussi les poissons et les huiles de poissons, laitages, fromages, les huîtres.

Goutte

La goutte est une affection qui résulte du dépôt de cristaux d'urate de soude dans certaines articulations. L'un des tout premiers symptômes se manifeste par des douleurs inflammatoires qui siègent en général au niveau du gros orteil. Ces cristaux sont dus à un taux excessif d'acide urique dans le sang, secondaire à un déséquilibre alimentaire lié à une consommation excessive d'aliments riches en protéines ou bien à d'autres facteurs commme la prise de certains médicaments, des facteurs génétiques ou une autre maladie.
La goutte est bien traitée actuellement par des médicaments spécifiques, comme la colchycine pour citer le plus connu. Parallèlement, une bonne hygiène de vie et certaines précautions diététiques sont utiles, surtout si son origine est alimentaire.

CONSEILS :

- Réduisez la consommation des aliments riches en purine (base dont le catabolisme produit l'acide urique), des abats (foie, cervelle, ris de veau, rognon), des viandes (surtout le porc), des viandes séchées, de certains poissons comme les anchois, les sardines, des coquillages et des fruits de mer.
- Buvez beaucoup d'eau pour favoriser le drainage de l'organisme, au minimum 2 litres par jour.
- Evitez l'alcool qui peut déclencher une crise.
- Faites un régime si vous êtes au-dessus de votre poids idéal.
- Evitez le stress qui peut être également un facteur déclenchant de la maladie.
- Evitez les graisses et les hydrates de carbone en excès.

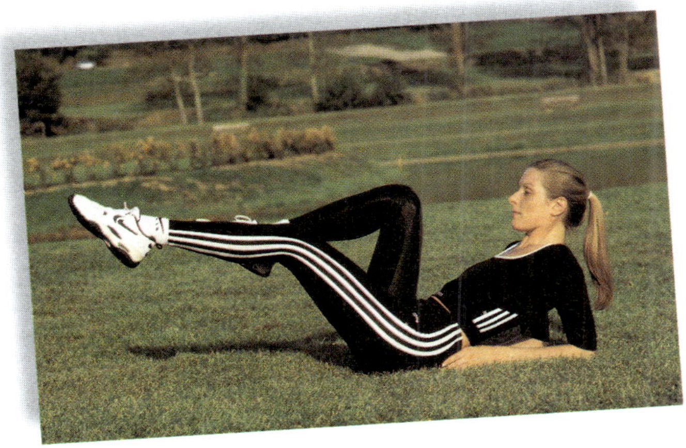

L'EXERCICE PHYSIQUE RÉGULIER PERMET D'ENTRETENIR LE SYSTÈME OSTÉO-MUSCULAIRE ET PRÉVIENT EFFICACEMENT LES RISQUES D'OSTÉOPOROSE.

ALIMENTS À PRIVILÉGIER :

- Artichaut, carotte, asperge, céleri, tomate, poivron, ananas, topinambour, chou, groseille, concombre, navet, melon, persil, cerfeuil, laitue, poireau, cassis, fraise, framboise, pissenlit, poire, prune.

Ostéoporose

L'ostéoporose est une affection qui affaiblit le squelette. Celui-ci devient progressivement plus fragile et plus vulnérable aux fractures et tassements vertébraux. L'ostéoporose peut engendrer des douleurs et un affaissement du maintien du corps qui a tendance alors à se voûter.

Les os se renouvellent tout au long de la vie ; entre 15 et 25 ans, le capital osseux est à son maximum, ensuite débute un long processus de perte osseuse. Avec l'âge, l'os perd plus de calcium qu'il n'en gagne. Ce phénomène est encore plus important chez les femmes ménopausées qui en sont le plus atteintes (environ 30%). Grâce à un bon apport calcique, une alimentation adaptée et un traitement hormonal de substitution en œstrogènes, on peut prévenir ou diminuer considérablement les risques de la maladie. De même, la plupart des personnes âgées souffrent, à des degrés divers, d'ostéoporose mais toutes n'en sont pas affectées.

L'hérédité représente également un facteur important, notamment en ce qui concerne la densité osseuse.

CONSEILS :

- On encouragera le sujet jeune à consommer beaucoup d'aliments riches en calcium pour solidifier son capital osseux. L'organisme a également besoin de vitamine D pour l'assimilation du calcium. Par ailleurs, un apport calcique suffisant sera toujours recommandé en cas d'ostéoporose.
- L'exercice physique aide à fortifier les os, à prévenir la perte des sels minéraux par l'os et sa fragilisation.
- Limitez la consommation de sel et d'alcool pouvant accélérer le processus d'ostéoporose.
- Evitez une consommation excessive de café qui nuit à la bonne absorption du calcium.
- Certains aliments qui bloquent l'assimilation du calcium sont à consommer avec modération, comme les épinards, l'oseille, la rhubarbe, le son de blé, les fruits oléagineux, les légumineuses.
- Evitez les excès de protéines qui accroissent l'élimination urinaire du calcium. D'autre part, le phosphore contenu principalement dans les viandes gêne l'absorption du calcium.
- Consommez de préférence les aliments riches en calcium et en vitamines D et C.
- Exposez-vous modérément au soleil pour favoriser la fabrication par la peau de la vitamine D.

ALIMENTS À PRIVILÉGIER :

- Persil, navet, chou, fenouil, cresson, citron, fraise,

orange, cerfeuil, kiwi, mâche, brocoli, poivron, pomme de terre, pamplemousse, raisin, tomate, céréales complètes, épinard, amande, noix, noisette, pain complet, pois, soja, riz complet, légumineuses, mais aussi le lait, les laitages, les œufs, les fromages.

Fracture

La solidité des os dépend en partie du rapport phosphore-calcium qui doit être au minimum égal à un. En cas d'apport calcique insuffisant, ou d'un excès de phosphore, contenu en particulier dans les viandes, ce couple est déséquilibré, fragilisant ainsi la structure osseuse plus sujette aux fractures.

CONSEILS :

- Privilégiez, en particulier chez les sujets jeunes, les apports calciques contenus dans les laitages, les fromages ainsi que dans les sardines.
- La vitamine D joue un rôle essentiel dans l'absorption du calcium. On la trouvera dans certains aliments comme les poissons gras, mais elle est également fabriquée par l'action du soleil sur la peau (bains de soleil avec prudence). L'ostéoporose peut également être source de fractures.
- Evitez l'apport en phosphore contenu dans les viandes et des sodas, type cola.
- Les sportifs devront être vigilants, car une alimentation déséquilibrée, associée à une sollicitation intense des structures osseuses, peut conduire à des fractures dites de fatigue.

ALIMENTS À PRIVILÉGIER :

- Céréales complètes, pain complet, pois, riz complet, soja, tofu, chou, brocoli, mais aussi les produits laitiers, sardines (avec les arêtes), poissons gras.

Rachitisme

Le rachitisme est dû essentiellement à une carence en vitamine D nécessaire pour l'absorption du calcium dans l'organisme. L'alimentation n'assure que 20% des apports, le reste nous est fourni par l'action du soleil sur la peau. C'est pourquoi, dans nos pays tempérés, un supplément en vitamine D est donné systématiquement aux nourrissons pour éviter cette maladie.

Dans de rares cas, le rachitisme peut être lié à un déficit en calcium, secondaire par exemple à une mauvaise alimentation, une maladie des reins ou du foie, ou l'abus de certains médicaments.

Le manque d'exposition au soleil chez certaines personnes, en particulier chez les personnes âgées, peut être aussi une cause de rachitisme, appelée ostéomalacie.

Le traitement du rachitisme repose sur l'administration de vitamine D associée à un régime riche en calcium.

CONSEIL :

- Evitez le son de blé et le riz brun qui, à cause de l'acide phytique qu'ils contiennent, inhibent l'absorption du calcium.
- Consommez de préférence les aliments riches en vitamine D et en calcium.
- Exposez-vous au soleil, peau nue, dans les limites du raisonnable tout en prenant les précautions nécessaires.

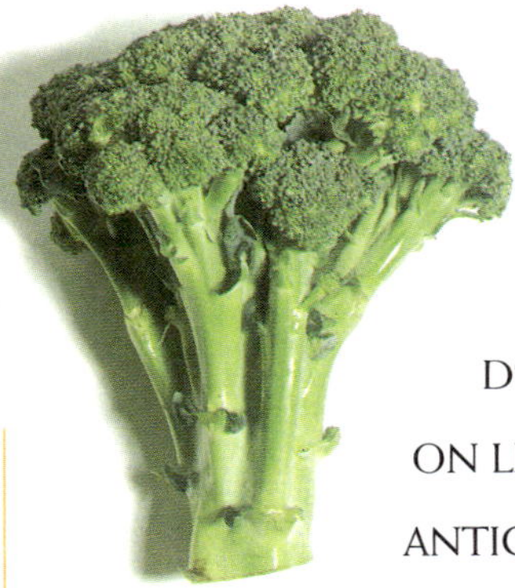

LE BROCOLI : UNE EXCELLENTE SOURCE DE SELS MINÉRAUX ET D'OLIGO-ÉLÉMENTS ; ON LE DIT PAR AILLEURS ANTICANCÉRIGÈNE COMME LES AUTRES MEMBRES DE LA GRANDE FAMILLE DES CHOUX.

ALIMENTS À PRIVILÉGIER :

- Brocoli, chou, tofu, abricot, carotte, épinard, noix, olive, radis, mais aussi les poissons gras, œufs, les viandes, le foie, les laitages, les fromages, le lait.

Crampes musculaires

Les crampes musculaires sont des contractions involontaires et douloureuses des muscles. On peut les traiter efficacement par des massages et certains étirements.

On peut aussi les prévenir en partie grâce à l'alimentation. Après un effort musculaire intense, les crampes sont fréquentes en raison du taux d'acide lactique résiduel au niveau des muscles. Le meilleur moyen de l'éliminer est de boire suffisamment, comptez environ 1 litre d'eau par heure d'exercice.

Si l'effort a obligé le corps à beaucoup transpirer, la crampe peut être secondaire à cette perte d'eau. Il faut alors réhydrater l'organisme abondamment. Pour cela, ajoutez une cuillère à café de sel et six à huit morceaux de sucre par litre d'eau, ou utilisez les préparations réhydratantes du commerce destinées aux sportifs.

Si la crampe survient lors de la marche, dans un des deux mollets, elle peut être secondaire à une maladie vasculaire. Consultez votre médecin qui en fera le diagnostic.

CONSEILS :

- Boire suffisamment lors d'un effort physique prolongé.
- Consommer de préférence les aliments riches en sels minéraux, zinc, calcium, magnésium, potassium, qui permettent de prévenir l'apparition des crampes.

ALIMENTS À PRIVILÉGIER :

- Amande, brocoli, céréales complètes, citron, eau minérale, figue, maïs, noix, orange, pomme, pamplemousse, chou, épinard, légumineuses, pain complet, abricot, banane, tomate, pomme de terre, mais aussi les fruits de mer.

APPAREIL GÉNITAL FÉMININ

Ménopause

Le processus hormonal normal de l'organisme féminin aboutit à la cessation définitive des règles entre 45 et 55 ans. C'est la période de ménopause dont l'âge varie selon les femmes, mais aussi selon les peuples et les régions du globe. La ménopause s'accompagne souvent de manifestations associées : changements d'humeur, bouffées de chaleur, sudations nocturnes, syndromes dépressifs, plus ou moins bien tolérés.

La thérapie hormonale de substitution, même si elle ne convient pas à toutes les femmes, peut en grande partie remédier à ce genre de problèmes mais il faut savoir que le traitement par œstrogènes favorise l'apparition du cancer du sein dans certains cas.

Le risque majeur de la ménopause est l'ostéoporose car les besoins journaliers en calcium passent de 900 mg par jour à 1200 mg par jour, d'où la nécessité d'une alimentation riche en calcium, surtout en cas de manque d'activité physique et d'une faible exposition au soleil.

La prise de tabac et d'alcool aggrave encore les symptômes.

CONSEILS :

- Bougez, marchez, au minimum une heure par jour, l'exercice physique quotidien diminue de moitié le rythme de la perte osseuse.
- Attention à la prise de poids au moment de la ménopause qui peut provoquer une élévation du cholestérol sanguin et augmente les risques cardio-vasculaires.

ALIMENTS À PRIVILÉGIER :

- Banane, abricot, orge, riz, seigle, carotte, chou, épinard, pamplemousse, ail, oignon, soja, laitue, cerise, châtaigne, datte, figue, noisette, orange, topinambour, mais aussi les produits laitiers, les fromages, les sardines (avec les arêtes), les poissons gras.

Syndrome prémenstruel

Le syndrome prémenstruel se manifeste par un cortège de symptômes variés survenant dans la seconde partie du cycle et plus généralement avant l'apparition des règles.

Ce sont : des douleurs du bas-ventre, des maux de tête, des troubles de l'humeur, une irritabilité, de l'anxiété.

Il semble que cette manifestation soit liée à une sensibilité particulière aux variations hormonales qui régulent le cycle.

Dans certains cas, le syndrome prémensuel est amélioré par la prise d'une pilule contraceptive.

CONSEILS :

- Sur le plan alimentaire, on évitera la rétention d'eau en diminuant la prise de sel.
  De même, on a constaté que réduire les graisses alimentaires peut également avoir une influence bénéfique sur l'apparition des symptômes.
- Diminuez la prise de café qui intensifie l'irritabilité, les troubles de l'humeur et les maux de tête.
- Fractionnez les repas pour stabiliser le taux de sucre dans le sang et évitez les variations brusques de la glycémie qui peuvent provoquer fatigue, maux de tête, palpitations.
- L'alcool peut également potentialiser la survenue des symptômes.
- Consommez de préférence des produits pauvres en graisses, riches en glucides complexes et en vitamine B6 qui peuvent aider à limiter la rétention d'eau.

ALIMENTS À PRIVILÉGIER :

- Céréales complètes, pain complet, haricot vert, pâtes, chou, laitue, persil, banane, carotte, pomme de terre, légumineuses, riz, légumes verts à feuilles, mais aussi les poissons.

Règles douloureuses

Les règles, en particulier chez l'adolescente, sensible aux variations hormonales, peuvent être douloureuses.

CONSEILS :

- Si le symptôme persiste dans le temps, consultez un médecin qui éliminera une cause sous-jacente possible comme un fibrome, et vous donnera le traitement approprié.
- Sur le plan alimentaire, les huiles végétales, la vitamine B6, les vitamines E, C et certains minéraux, comme le calcium et le magnésium, joueraient un rôle curatif et préventif.

ALIMENTS À PRIVILÉGIER :

- Légumineuses, pomme de terre, céréales complètes, riz complet, chou, citron, cresson, fenouil, kiwi, raisin, tomate, laitue, pamplemousse, orange, épinard, bette, persil, poivron, avocat, noisette, amande, légumes verts à feuilles, brocoli, figue, pomme, pois, pois chiche, huile de germe de blé, mais aussi les produits laitiers, fromages, yaourts.

Règles irrégulières - absence de règles

ABSENCE DE RÈGLES :

La cause naturelle de l'absence des règles est bien sûr la grossesse ; en dehors de cette période, certaines femmes peuvent souffrir d'absence de règles ou de règles irrégulières secondaires à des éthiologies très diverses : problèmes hormonaux, thyroïdiens, diabète, obésité, exercices physiques excessifs, troubles psychiques, perte de poids importante, cause médicale, choix de la pilule contraceptive...

Dans tous les cas, consultez un médecin.

RÈGLES TROP ABONDANTES :

Elles peuvent survenir tout au long du cycle en fonction des variations hormonales. Elles se manifestent plus volontiers à la période de la

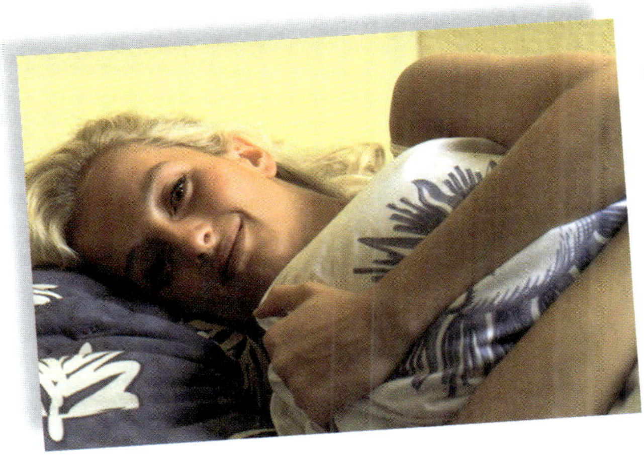

CERTAINS ALIMENTS JOUENT UN RÔLE NON NÉGLIGEABLE DANS LA PRÉVENTION DE CERTAINS CANCERS CHEZ LA FEMME, EN PARTICULIER CEUX QUI SONT RICHES EN VITAMINE C ET BÊTA-CAROTÈNE.

ménopause mais peuvent également témoigner d'une cause sous-jacente comme un fibrome.

CONSEILS :

- Comme pour les aménorrhées, consultez un médecin en cas d'irrégularité importante et prolongée de vos règles.
- Sur le plan nutritionnel, on veillera à compenser une anémie éventuelle ainsi que la perte de fer engendrée ; de même on consommera de préférence des aliments riches en vitamine C qui facilitent l'absorption du fer par l'organisme.

ALIMENTS À PRIVILÉGIER :

- Epinard, lentille, noisette, persil, son de blé, céréales complètes, pruneau, raisin sec, cresson, figue, noix, persil, pois chiche, chou, fenouil, fruits rouges, kiwi, raisin, tomate, orange, pêche, citron, pamplemousse, poivron, fraise, mais aussi les viandes, abats, poissons, œufs.

Cancer du sein et de l'utérus

Le cancer du sein est le plus fréquent des cancers de la femme, notamment dans les pays développés. Il semble que certains facteurs alimentaires aient également un rôle à jouer dans sa prévention.
On le retrouve fréquemment chez les femmes après la ménopause. La prévention repose sur l'examen et l'autopalpation. La précocité du diagnostic est essentielle dans le succès du traitement et l'évolution de la maladie.
Le cancer de l'utérus est également plus fréquent dans les pays développés. Grâce au frottis régulier pratiqué par les médecins en dépistage, on parvient à le détecter et à le traiter beaucoup plus précocement, ce qui en modifie considérablement le pronostic.

CONSEILS :

- Consommez moins de graisses car les cancers du sein sont plus fréquents chez les femmes qui consomment beaucoup de graisses.
- Evitez l'excès de poids qui est également un facteur de risques importants.
- Mangez moins de protéines, notamment les viandes grasses.
- Attention à la caféine contenue dans le café, thé, cola, également un facteur favorisant.
- Consommez de préférence des aliments riches en vitamine C, en bêta-carotène, sélénium qui auraient un rôle préventif non négligeable.

ALIMENTS À PRIVILÉGIER :

- Abricot, brocoli, carotte, chou, cresson, épinard, laitue, mâche, melon, pissenlit, potiron, prune, tomate, avocat, céréales complètes, maïs, amande, noisette, kiwi, orange, citron, pamplemousse, fraise, poivron, persil, pomme de terre, groseille, ail, mûre, cerfeuil, navet, pain complet, mais aussi les laitages, les poissons.

APPAREIL GÉNITAL MASCULIN

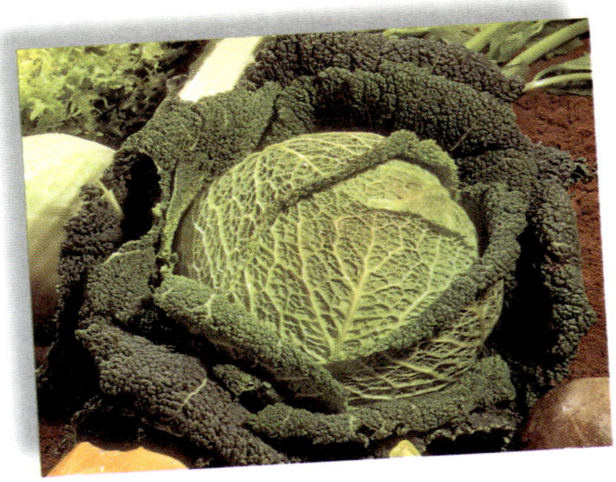

LE CHOU, COMME TOUS LES LÉGUMES DE LA FAMILLE DES CRUCIFÈRES, EST DIT ANTICANCÉRIGÈNE. PAR AILLEURS, SON JUS SERAIT EFFICACE DANS LE TRAITEMENT DE L'ULCÈRE DE L'ESTOMAC.

Prostate

La prostate est une glande située à la base du pénis chez l'homme, son rôle est de produire le liquide séminal. Elle est sensible aux hormones mâles et se développe à la puberté. Quand le taux de testostérone diminue chez le sujet âgé, du tissu cicatriciel peut alors faire place au tissu glandulaire. La prostate peut grossir, gênant la miction.

C'est l'adénome prostatique bénin qui touche 20% des hommes à 50 ans, 50% à 70 ans, et plus de 80% à l'âge de 80 ans. Cette affection est bien traitée par les thérapeutiques modernes, voire par la chirurgie en cas de nécessité.

Le cancer de la prostate est le plus fréquent des cancers chez l'homme de plus de 75 ans. Il est lié probablement au déséquilibre des hormones sexuelles mâles. Son pronostic dépend de la précocité du diagnostic et du traitement, en particulier par les antihormones mâles. Tardivement, il peut se généraliser par des métastases osseuses. Son pronostic est alors beaucoup moins favorable.

L'hygiène de vie et les recommandations alimentaires jouent un rôle non négligeable, surtout dans la prévention de ces affections.

CONSEILS :

- Eliminez les aliments gras d'origine animale, n'en consommez pas plus de 30% dans votre régime journalier.
- Le surpoids a été démontré comme un facteur de risque supplémentaire pour ce type d'affection.
- Consommez de préférence les aliments connus pour la prévention dans certains cancers riches en bêta-carotène, les crucifères, vitamines C, E, sélénium, qui joueraient un rôle préventif.

ALIMENTS À PRIVILÉGIER :

- Chou, chou-fleur, chou de Bruxelles, ail, céréales complètes, germe de blé, pain complet, citron, pamplemousse, orange, kiwi, pomme de terre, raisin, tomate, persil, poivron, épinard, fraise, groseille, cresson, fenouil, laitue, mâche, maïs, abricot, brocoli, carotte, pêche, prune, pissenlit, mangue, pastèque, melon, potiron mais aussi les poissons maigres.

Impuissance

La perte de l'érection totale ou partielle touche de 10 à 20% de la population masculine. Les causes de l'impuissance peuvent être mécaniques, dues à un mauvais état des artères et veines de la verge empêchant l'afflux du sang nécessaire à l'érection normale.

Les maladies comme le diabète, l'excès de cholestérol, l'hypertension artérielle peuvent en être l'origine.

Dans les cas majoritaires où l'on ne retrouve pas de causes mécaniques, l'impuissance est alors dite psychogène, secondaire au stress, à l'anxiété, à la perte du désir, à la peur de l'acte sexuel. Dans ce cas, un traitement psychologique est alors recommandé pour rompre le cercle vicieux de l'angoisse qui provoque l'impuissance et l'impuissance qui déclenche l'angoisse.

Enfin, certains traitements médicamenteux peuvent quelquefois provoquer une impuissance, parmi lesquels les tranquillisants, les antidépresseurs, les bêta-bloquants.

CONSEILS :

- Proscrivez les graisses animales, qui augmentent le taux de cholestérol sanguin et favorisent les plaques d'athérome.
- Alcool et tabac sont de faux amis qui nuisent au système vasculaire et inhibent la libido, même si au départ ils ont une action euphorisante qui peut être recherchée.
- Ayez une activité physique régulière, notamment musculaire, favorisant l'élaboration d'hormones mâles.
- Attention à certains produits du commerce : hormones, aphrodisiaques censés stimuler l'érection et la libido, mais qui peuvent être dangereux pour la santé.
- En cas de problèmes persistants, consultez votre médecin.
- Consommez de préférence les aliments riches en fibres et ceux contenant de la vitamine C, E, du magnésium, du sélénium et du zinc.

ALIMENTS À PRIVILÉGIER :

- Avoine, lentille, ail, asperge, céleri, chou, fenouil, oignon, persil, datte, figue, abricot, pêche, pomme, raisin sec, amande, avocat, tomate, maïs, kiwi, pamplemousse, citron, orange, fraise, cresson, fenouil, poivron, épinard, céréales complètes, brocoli, noix, mais aussi poissons et fruits de mer (huîtres).

Une tisane aphrodisiaque

Certaines plantes consommées en tisanes sont également efficaces pour stimuler la libido, c'est le cas de la berce, de la sarriette, du romarin, de la menthe, du gingembre, de l'impératoire, de la sauge, du millepertuis, de la gratiole.

Recette

Menthe (2 parts) + romarin (2 parts) + sarriette (2 parts) + berce (2 parts).

- **1 cuillère à soupe du mélange pour 1/4 de litre d'eau bouillante.**
- **Laissez infuser 10 minutes.**
- **Boire 2 à 3 tasses par jour.**

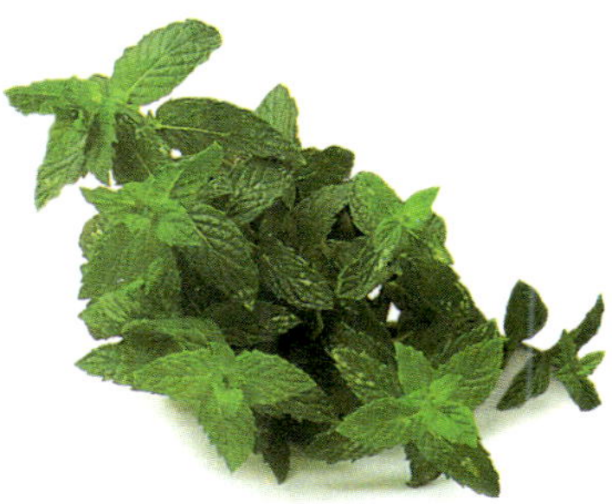

L'ENFANT

Alimentation de l'enfant

La nutrition de l'enfant, mais également le comportement alimentaire des adultes au sein de la famille jouent un rôle très important dans son développement et sa santé.

Il n'existe pas de règles strictes à observer, puisque chaque enfant est différent. Les besoins varient en fonction des périodes de croissance, des activités et des dépenses énergétiques de l'enfant.

Il n'est pas nécessaire de forcer un enfant qui a un petit appétit si sa croissance est régulière. L'essentiel est de fournir des repas équilibrés qui correspondent à ses besoins. Il doit manger de tout mais surtout avec plaisir. Il faut éduquer son goût aux saveurs variées des fruits et légumes et surveiller une alimentation quelquefois trop riche en graisses animales, sucres, sodas et glaces qui à la longue peut perturber l'équilibre alimentaire.

En France, 7 à 10% des enfants souffrent d'excès de poids. Si l'on n'y prend garde, ils ont toutes les chances de garder un surpoids jusqu'à l'âge adulte.

CONSEILS :

- L'enfant a besoin de calcium et donc de produits laitiers : fromages, yaourts, pour constituer son squelette.
- Les protéines de la viande et du poisson sont également nécessaires, mais sans surconsommation. Pas plus d'une fois par jour pour les viandes.
- Privilégiez les fruits et légumes, préparés de façon appétissante aux yeux et au goût de l'enfant.
- Evitez les grignotages entre les repas, car l'enfant n'aura plus faim au moment de se mettre à table.
- Un bon petit déjeuner et un goûter sont utiles pour respecter l'équilibre calorique tout au long de la journée car l'enfant a un petit estomac. Cela lui évitera les coups de fatigue en fin de matinée et d'après-midi.
- Supprimez ou réduire les sodas et boissons sucrées au profit de l'eau de table.
- Evitez de vous focaliser sur les problèmes éventuels de l'enfant liés à la nourriture car cela ne peut qu'accentuer les difficultés. Il ne faut pas que la nourriture devienne alors le centre d'un conflit psychologique. Veillez au contraire à garder une ambiance sereine et détendue à table.
- Substituez aux produits que l'enfant n'aime par d'autres aux mêmes propriétés nutritives.
- Vérifiez sur les courbes de poids et de croissance que celui-ci se situe dans la norme compte tenu de son âge. En cas de problèmes, consultez un médecin.

Fièvre

L'élévation de la température du corps au-delà de 37° reflète une maladie ou une infection sous-jacente. Chez l'enfant, la fièvre peut même monter très vite au-delà de 39° sans signe de gravité particulière. La fièvre est le plus souvent une réaction de l'organisme pour lutter contre l'agent infectieux.

La montée de température entraîne une combustion d'énergie et une perte d'eau qu'il faut compenser régulièrement par l'absorption de liquide : eau, potage, jus de fruits...

Si la fièvre persiste et qu'elle s'accompagne d'autres symptômes, comme des douleurs, consultez un médecin.

On peut faire baisser la fièvre de l'enfant en lui faisant prendre un bain chaud de 4 à 5° de moins que sa température corporelle pendant quelques minutes. Les médicaments comme l'aspirine ou le paracétamol sont également très utiles.

CONSEILS :

- Réhydratez l'enfant régulièrement en lui faisant boire de petites quantités d'eau.
- Coupez le jus de fruit avec de l'eau pour lui apporter des calories, si l'enfant n'a pas faim ou ne veut pas se nourrir.
- Ensuite préparez-lui des repas légers à base de légumes, fruits et céréales.

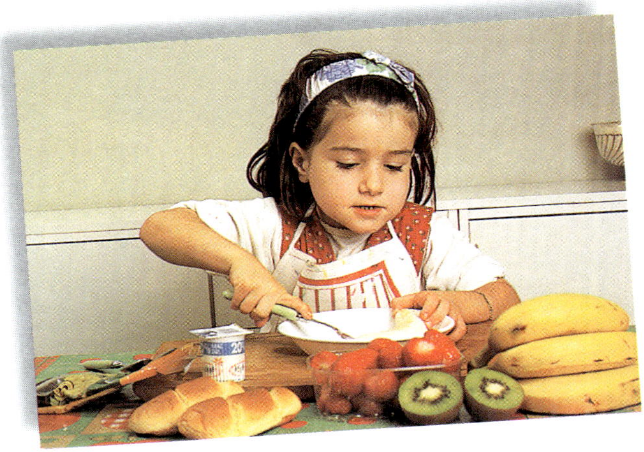

DONNEZ À VOS ENFANTS DE BONNES HABITUDES ALIMENTAIRES. POUR CELA, RIEN DE TEL QUE DE LES LAISSER FAIRE LA CUISINE DE TEMPS EN TEMPS.

ALIMENTS À PRIVILÉGIER :

- Carotte, concombre, haricot vert, orange, pomme, raisin, persil, figue, framboise, groseille, pastèque.

Diarrhée infantile

L'accélération du transit produit des selles liquides qui s'accompagnent ou non d'autres symptômes, comme de la fièvre ou des douleurs abdominales. Elles peuvent être le fruit d'une intolérance ou d'une intoxication alimentaire, d'une infection, d'une gastro-entérite, de la prise de médicaments. Si elle persiste, consultez un médecin.

Une diarrhée déshydrate l'organisme ; il faut toujours remplacer l'eau et les sels minéraux perdus.

CONSEILS :

- Donnez régulièrement de l'eau, des bouillons et des boissons sucrées à l'enfant pour le réhydrater.
- En cas de très forte diarrhée, utilisez des médicaments à cet effet.
- Après les premières heures, donnez à l'enfant des repas légers à base de riz ou de l'eau de riz, carottes, pommes. Ces aliments possèdent des fibres qui n'irritent pas les intestins.
- Evitez les produits laitiers et laitages dans un premier temps.

ALIMENTS À PRIVILÉGIER :

- Riz blanc, riz à l'eau, carotte, mûre, myrtille, pomme, poire, coing.

Si votre enfant souffre de troubles digestifs passagers, préparez-lui une purée de carottes, au besoin mélangez-la avec un peu de riz. Donnez-lui suffisamment à boire et complétez par une pomme nature ou en compote. Ce repas léger l'aidera à rétablir son transit intestinal.

ENTRETIEN PHYSIQUE - SOINS DES CHEVEUX - SURPOIDS - MAIGREUR

Performance physique

Le régime diététique du sportif doit être adapté à sa dépense physique. Certains sports consomment énormément d'énergie, d'autres moins. Le rythme et la fréquence de l'entraînement sont également importants. Il n'est pas nécessaire pour un sportif amateur de modifier outre mesure son régime alimentaire ; par contre, un champion surveillera son alimentation pour qu'elle corresponde au mieux à ses besoins physiques.

CONSEILS :

- Buvez suffisamment car l'effort entraîne une déshydratation et une perte de sels minéraux. D'autre part, la réhydratation permet d'aider à l'élimination de l'acide lactique qui reste dans les muscles après l'effort.
- Consommez des glucides utiles au travail musculaire comme les céréales, le riz et les pâtes. Ces sucres lents permettent de disposer d'une réserve d'énergie suffisante.
- Veillez à ce que l'organisme ne soit pas handicapé par une digestion difficile, aussi consommez ces sucres plusieurs heures avant l'effort et prenez une petite collation deux à trois heures avant la performance.
- Evitez les matières grasses peu digestes, consommez abondamment légumes, fruits et céréales riches en vitamines et sels minéraux.
- Evitez bien entendu l'alcool et la cigarette qui nuisent à la performance physique.
- Evitez les boissons trop sucrées au moment du départ qui peuvent entraîner ensuite une chute brutale du sucre dans le sang. Certaines boissons du commerce, destinées aux sportifs, sont plus particulièrement adaptées à cet effet.
- Quand l'effort dure longtemps, comme dans le marathon ou le ski de fond, rechargez-vous en énergie, en prenant de temps à autre des fruits secs ou des barres de céréales afin d'éviter le «coup de pompe».
- Les poissons et viandes maigres sont utiles au renouvellement de la masse musculaire.
- Consommez de préférence des légumes frais, pâtes, riz complet, céréales, fruits secs (pendant l'effort), banane, les aliments riches en calcium, fer, potassium, magnésium et vitamines du groupe B.

ALIMENTS À PRIVILÉGIER :

- Epinard, lentille, persil, brocoli, légumes verts, légumes secs, noix, noisette, amande, orange, pamplemousse, pomme, maïs, pois chiche, soja, abricot, pomme de terre, tomate, avocat, flocons d'avoine, mais aussi viandes maigres, poissons, yaourts, lait, fromages.

Cheveux

L'état de santé du cheveu reflète l'état de santé général de l'organisme. Si vous êtes fatigué, stressé, en perte d'énergie, vos cheveux peuvent être ternes et sans éclat. De même les maladies, la pollution, certains produits chimiques peuvent agir sur la nature et la beauté du cheveu.

Sur le plan nutritionnel, des vitamines comme les vitamine B, A et C sont nécessaires à la bonne santé des cheveux. Il en est de même pour certains éléments comme le fer et le zinc.

CONSEILS :

- Lavez-vous régulièrement les cheveux avec un shampooing adapté à votre cuir chevelu, non agressif.
- Si vous avez les cheveux gras, lavez-vous les cheveux souvent, de manière à retirer le sébum et redonner du volume à la chevelure.
- Veillez à ne pas abuser du sèche-cheveux et de la brosse qui peuvent abîmer les cheveux en usage excessif.

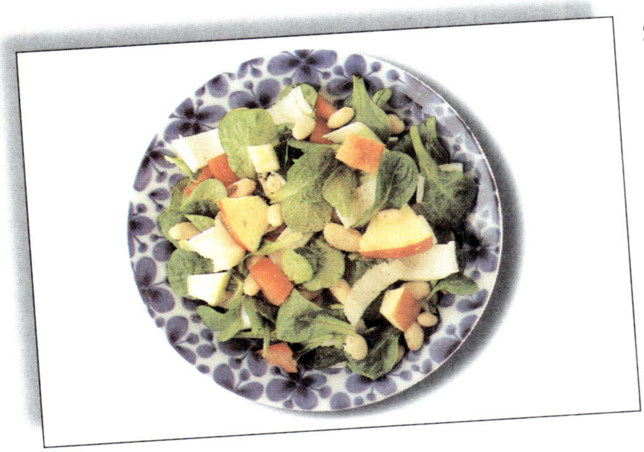

SI VOUS DÉSIREZ FAIRE UN RÉGIME MINCEUR, PRÉPAREZ-VOUS UNE ASSIETTE COMPLÈTE AVEC DES ALIMENTS CHOISIS POUR LEUR FAIBLE VALEUR CALORIQUE, CELA VOUS PERMETTRA DE MIEUX CONTRÔLER VOS APPORTS DIÉTÉTIQUES ET LA QUANTITÉ SOUHAITÉE.

ALIMENTS À PRIVILÉGIER :

- Abricot, fruits secs, chou, carotte, cresson, épinard, melon, pastèque, laitue, potiron, prune, tomate, banane, céréales complètes, légumes secs, lentille, noisette, légumineuses, chou, citron, pamplemousse, orange, pomme de terre, persil, tomate, raisin, bette, kiwi, groseille, fraise, fenouil, mais aussi laitages, œufs et poissons gras.

Surpoids

En dehors de l'obésité sévère qu'il est nécessaire de traiter pour éviter les conséquences sur la santé comme les risques cardio-vasculaires, hépato-vésiculaires, hormonaux, et les problèmes articulaires, une grande partie de la population, surtout féminine, aimerait retrouver sa ligne en perdant quelques kilos superflus. Ce désir de minceur est largement sollicité par la publicité, les médias et l'industrie pharmaceutique qui y voient un juteux marché.

Certes, cette légère surcharge pondérale peut être disgracieuse et peut retentir sur la santé, tant du point de vue physique que psychologique, mais il convient d'être prudent avant d'entamer tout régime.

CONSEILS :

- Evitez les régimes draconiens qui font reprendre ensuite autant de poids que de kilos perdus (effet yoyo).
- Attention aux effets magiques proclamés pour certains produits miracles, comme les diurétiques, coupe-faim, hormones, qui sont très dangereux pour la santé.
- Attention aux repas déséquilibrés qui peuvent entraîner des carences vitaminiques et en sels minéraux.
- Réduisez les graisses de toute nature, surtout les graisses animales, viandes, charcuteries.
- Evitez l'alcool.
- Evitez les fromages gras, confiseries, pâtisseries, biscuits salés, fruits secs, qui apportent énormément de calories sans en donner l'apparence.
- Evitez le grignotage en cours de journée.

ALIMENTS À PRIVILÉGIER :

- Céleri, cresson, navet, pissenlit, poireau, endive, pomme, raisin, pastèque, groseille, laitue, mâche, pamplemousse, tomate, pâtes, céréales, pomme de terre, pain complet, mais aussi les viandes et poissons maigres.

Maigreur et anorexie

La maigreur est le fait de peser 5 à 10 kilos de moins que son poids idéal. Ses causes sont multiples, tant sur le plan physique : maladie métabolique, hormonale, cancer, que psychologique.

L'anorexie se traduit par un désir obsessionnel de manger le moins possible. Celle-ci est grave car elle peut conduire à la mort par dénutrition ou suicide chez certaines personnes. Le traitement repose sur une prise en charge psychologique et par une alimentation étudiée selon les goûts et les besoins du patient. Cette maladie touche en majorité les femmes jeunes (adolescentes), particulièrement dans certains milieux comme celui de la mode ou de la danse, plus exposés à ce genre de problèmes.

CONSEILS :

- Prenez du poids progressivement en fractionnant les repas et en augmentant les rations un peu plus chaque jour.
- Consommez des protéines qui aident à reconstituer la masse musculaire.
- Mangez des laitages, de la viande et du poisson.
- Eliminez la caféine contenue dans le café, le thé, les sodas qui inhibe l'appétit.
- Attention aux fritures souvent mal digérées.

ALIMENTS À PRIVILÉGIER :

- Noix, fruits secs, céréales complètes, abricot, céleri, cresson, framboise, orange, pamplemousse, tomate, pomme de terre, riz complet, pâtes, banane, légumineuses, épinard, flocons d'avoine, légumes secs, brocoli, avocat, cacahuète, mais aussi œufs, laitages, viandes, poissons gras.

TABLE DES MATIÈRES

C.B.
Légumes,
fruits et
céréales

MARABOUT

I.S.B.N. 2-501-03091-5
D.L. octobre 1998/0099/260